ペランパネルによる
てんかん治療の
ストラテジー

編 集
近畿大学医学部脳神経外科教授／難治てんかんセンター長
加藤 天美

先端医学社

序

　てんかん治療は，抗てんかん薬による薬物治療が中心である．現在20種類以上の抗てんかん薬が使用されているが，てんかん発症後，最初の単剤で発作が抑制されるのはおよそ半数であり，30％程度の患者は薬剤を変更，あるいは併用しても発作の抑制が十分でなく，薬剤難治てんかんになるとされる．近年，新しい作用機序とともに，副作用が少なく，長期連用でも安全性や服薬継続率に優れた新規の抗てんかん薬が利用できるようになり，治療に抵抗するてんかんに対しても，新たな選択肢が提供されるようになってきた．

　従来の多くの抗てんかん薬はナトリウムチャネル阻害を主作用とし，その他カルシウムチャネル阻害やGABA増強作用が代表的な作用機序としてあげられている．これらは生理的な神経の興奮にかかわる調節機構に働き，てんかん発作における過剰な神経興奮を減弱する．単剤治療で発作抑制ができないてんかんでは薬剤の併用が必要となる．このような併用療法では，まず合理的多剤併用療法，すなわち使用中の抗てんかん薬とは作用機序が異なる併用薬を選び，ついで薬物相互作用を最小限にするストラテジーが望ましい．

　ペランパネルは高選択的な非競合AMPA型グルタミン酸受容体拮抗薬であり，従来にないユニークな作用機序を有する．すなわち，シナプス後AMPA受容体のグルタミン酸による活性化を阻害し，神経の過興奮を直接抑制する．大脳新皮質のニューロンは70～80％が興奮性錐体神経細胞で，残りの大部分が抑制性のインターニューロンである．興奮性錐体神経細胞の神経伝達物質はほとんどグルタミン酸であり，ペランパネルは発作の発生そのものを抑制することが期待できる．さらに，神経細胞の病的な状態で出現し，てんかん発作の発生や興奮毒性に関係する，カルシウム透過性のAMPA受容体にも等しく拮抗する．事実，ペランパネルは，これまで治療に難渋した焦点発作，強直間代発作，ミオクロニー発作，全般強直発作，てんかん性スパズムなど，幅広い発作型において優れた効果を示すといわれている．

　本書は，ペランパネルによるてんかん治療をおこなううえで必要な知識を「基礎編」と「臨床編」の2つのパートに分け，薬理作用から臨床応用の実際まで，多くの専門家にわかりやすく解説していただいた．他の抗てんかん薬と異なり日本で創薬されたため，いわゆる「ドラッグ・ラグ」は3年程度と短い．わが国発の新規抗てんかん薬として注目されているペランパネルが適切に用いられ，てんかん治療成績のさらなる向上に貢献することを期待する．

2018年11月

編者　加藤天美

執筆者一覧

● 編 者

加藤　天美　近畿大学医学部脳神経外科教授／難治てんかんセンター長

● 執筆者一覧

金星　匡人	社会医療法人近森会近森病院脳神経内科／大阪薬科大学薬品作用解析学研究室	
大野　行弘	大阪薬科大学薬品作用解析学研究室教授	
池田　昭夫	京都大学大学院医学研究科てんかん・運動異常生理学講座教授	
北浦　弘樹	新潟大学脳研究所病理学分野助教	
柿田　明美	新潟大学脳研究所病理学分野教授	
石内　勝吾	琉球大学大学院医学研究科脳神経外科学教授	
福山　孝治	三重大学大学院医学系研究科精神神経科学分野	
岡田　元宏	三重大学大学院医学系研究科精神神経科学分野教授	
赤松　直樹	国際医療福祉大学医学部神経内科教授／国際医療福祉大学福岡保健医療学部医学検査学科教授／福岡山王病院脳・神経機能センター神経内科	
日暮　憲道	東京慈恵会医科大学小児科学講座講師	
西田　拓司	国立病院機構静岡てんかん・神経医療センター	
久保田有一	TMGあさか医療センター脳卒中・てんかんセンターセンター長	
中本　英俊	TMGあさか医療センター脳卒中・てんかんセンター部長	
兼本　浩祐	愛知医科大学精神科学講座教授	
奥田　武司	近畿大学医学部脳神経外科医学部講師	
加藤　天美	近畿大学医学部脳神経外科教授／難治てんかんセンター長	
高橋　幸利	国立病院機構静岡てんかん・神経医療センター副院長・小児科／岐阜大学医学部小児病態学／静岡県立大学薬学部	
最上友紀子	国立病院機構静岡てんかん・神経医療センター小児科	
山口　解冬	国立病院機構静岡てんかん・神経医療センター小児科	
山崎　悦子	国立病院機構静岡てんかん・神経医療センター小児科	
吉冨　晋作	国立病院機構静岡てんかん・神経医療センター小児科	
美根　潤	国立病院機構静岡てんかん・神経医療センター小児科	
堀野　朝子	国立病院機構静岡てんかん・神経医療センター小児科	
小池　敬義	国立病院機構静岡てんかん・神経医療センター小児科	
大松　泰生	国立病院機構静岡てんかん・神経医療センター小児科	
森岡　景子	国立病院機構静岡てんかん・神経医療センター小児科	
福岡　正隆	国立病院機構静岡てんかん・神経医療センター小児科	
千葉　茂	旭川医科大学医学部精神医学講座教授	
太組　一朗	聖マリアンナ医科大学脳神経外科学准教授・神奈川てんかんセンター副センター長	

目次

PART 1 ＜基礎編＞ てんかんにおける AMPA 型グルタミン酸受容体の機能とペランパネルの薬理作用

1. てんかん発症におけるイオンチャネルおよび受容体の機能異常
　　　　　　　　　　　　　　　　　　　　（金星匡人／大野行弘／池田昭夫）　10

　はじめに　10
　1. 電位依存性 Na^+ チャネル　10
　2. 電位依存性 K^+ チャネル　12
　3. 電位依存性 Ca^{2+} チャネル　13
　4. $GABA_A$ 受容体　13
　5. ニコチン性アセチルコリン（nACh）受容体　13
　6. その他　14
　おわりに　14

2. AMPA 型グルタミン酸受容体の構造とシナプス伝達機構
　　　　　　　　　　　　　　　　　　　　　　　　（北浦弘樹／柿田明美）　17

　はじめに　17
　1. AMPA 型受容体の構造と機能　17
　2. AMPA 型受容体とシナプス可塑性　19
　3. Ca^{2+} 透過性 AMPA 型受容体とてんかん　20
　おわりに　21

3. 病態生理におけるカルシウム透過性 AMPA 型グルタミン酸受容体とその制御
　　　　　　　　　　　　　　　　　　　　　　　　　　　　　（石内勝吾）　22

　はじめに　22
　1. グルタミン酸受容体　22
　　a）グルタミン酸受容体の分類　22
　　b）AMPA 型グルタミン酸の分子構造　22
　　c）グルタミン酸に対する脱感作用　24
　　d）カルシウム透過性に関する機序　24
　2. カルシウム透過性 AMPA 型受容体の分子機構と脳疾患　25
　　a）虚血とてんかん〜GluA2 の発現量の低下による CP-AMPA 型受容体の形成　25
　　b）コカイン中毒と心的外傷後ストレス障害
　　　〜GluA1 のトラフィックによる CP-AMPA 型受容体形成　26
　　c）筋側索硬化症と神経膠芽腫〜未編集型 GluA2Q　27
　3. てんかんとカルシウム透過性 AMPA 型受容体の病態生理とその制御　27
　おわりに　28

4. ペランパネルのプロファイルと薬理作用 ……………………（福山孝治／岡田元宏） 30

はじめに　30
1. ペランパネルの物質的特性　30
2. AMPA受容体と神経伝達　30
3. ペランパネルの薬理学的特性（*in vitro*）　31
4. ペランパネルのけいれん・てんかんモデルに対する特徴（*in vivo*）　32

おわりに　33

PART 2　＜臨床編＞ ペランパネルによるてんかん治療の実際

1. てんかんの診断基準とガイドラインの変遷〜ペランパネルの位置付け
………………………………………………………………………………（赤松直樹）　36

はじめに　36
1. てんかんの診断と定義　36
   a）てんかんの診断　36
   b）てんかんの分類　37
2. てんかん診療ガイドライン　38
   a）新規発症の部分てんかんの選択薬　38
   b）新規発症の全般てんかんの選択薬　38
   c）妊娠とてんかん　39
   d）てんかん重積状態の診断と治療　39
   e）抗てんかん薬の血中濃度　40
   f）自己免疫性脳炎とてんかん　40
   g）てんかんと自動車運転免許　40
   h）GRADEによるガイドラインの作成　40

おわりに　40

2. 児童・小児のてんかんの特徴と治療 ……………………………（日暮憲道）　42

はじめに　42
1. 小児てんかんの特徴　42
   a）成長・発達　42
   b）年齢依存的変化　42
   c）多彩な病因・病態　42

d）併存症　43
　2. 小児てんかんの薬物治療　43
　　　a）ガイドラインにおける小児てんかんの薬剤選択　43
　　　b）薬剤による増悪　43
　　　c）病因・病態に応じた薬物治療　44
　3. 小児てんかんにおけるペランパネルの役割　45
　　　a）ペランパネルの有効スペクトラム　45
　　　b）有害事象，認知・行動への影響　45
　おわりに　46

3. 思春期から成人におけるてんかんの治療 ……………………（西田拓司）48
　はじめに　48
　1. ペランパネルの作用機序および薬理学的特徴　48
　2. ペランパネルの有効性と適応　48
　3. ペランパネルの副作用と使用方法　50
　4. 症例呈示　51
　おわりに　51

4. 高齢者てんかんの特徴と治療 ……………………（久保田有一／中本英俊）53
　はじめに　53
　1. 高齢者てんかんの疫学　53
　2. 高齢者てんかんの原因　54
　3. 高齢者てんかんの診断　54
　4. 高齢者てんかんの治療　56
　5. ペランパネルが有効であった高齢者てんかんの一例　56
　おわりに　57

5. てんかんの精神症状の理解とマネジメント ……………………（兼本浩祐）58
　はじめに　58
　1. てんかんの原因となった病態が精神症状をも引き起こしている場合　58
　2. てんかん発作自体が精神症状の原因となる場合　58
　3. 抗てんかん薬が精神症状の原因となる場合　59
　　　a）事例1　59
　　　b）事例2　60
　おわりに　60

6. 脳腫瘍関連てんかんにおけるペランパネルによるアプローチ
　………………………………………………………………………（奥田武司／加藤天美）62

　　はじめに　62
　　1. 神経膠腫とてんかん　62
　　2. 神経膠腫とペランパネル　63
　　3. 症例呈示　64
　　おわりに　65

7. 脳炎によるてんかんとペランパネルによるアプローチ
　………………（高橋幸利／最上友紀子／山口解冬／山崎悦子／吉冨晋作／美根　潤／
　　　　　　　堀野朝子／小池敬義／大松泰生／森岡景子／福岡正隆）67

　　はじめに　67
　　1. 脳炎後てんかんの臨床特徴　67
　　2. 脳炎後てんかんの薬物治療の現状　67
　　3. AMPA 型 GluR とてんかん原性　67
　　4. 脳炎後てんかんの病態　68
　　5. ペランパネルの作用　70
　　6. ペランパネルの有効例　70
　　おわりに　71

8. てんかんにおける睡眠障害〜ペランパネルによる治療
　…………………………………………………………………………………………（千葉　茂）73

　　はじめに　73
　　1. 睡眠とてんかんの関連性〜研究の歩み　73
　　2. 睡眠・覚醒からみたてんかん　73
　　3. 睡眠関連てんかん　74
　　4. 発作型と睡眠・覚醒　74
　　5. てんかんにおける睡眠障害　74
　　6. 睡眠障害の診断〜睡眠日誌と V-PSG の重要性　75
　　7. 症例呈示　75
　　8. てんかん治療におけるペランパネルの意義　77
　　おわりに　77

9. てんかんの薬物療法におけるアドヒアランスと QOL
　　〜ペランパネルを利用する　………………………………………………（太組一朗）79

　　はじめに　79
　　1. 自発的服薬遵守行動　79

2. てんかんと服薬コンプライアンス評価　79
3. 発作リスクと服薬回数　80
4. 服薬アドヒアランス確保にペランパネルを利用する　81
5. 症例呈示　81

おわりに　82

索　引　84

本書に登場する抗てんかん薬の略号一覧（五十音順）　89

PART 1 ＜基礎編＞てんかんにおけるAMPA型グルタミン酸受容体の機能とペランパネルの薬理作用

1. てんかん発症におけるイオンチャネルおよび受容体の機能異常

2. AMPA型グルタミン酸受容体の構造とシナプス伝達機構

3. 病態生理におけるカルシウム透過性AMPA型グルタミン酸受容体とその制御

4. ペランパネルのプロファイルと薬理作用

Part 1 <基礎編> てんかんにおける AMPA 型グルタミン酸受容体の機能とペランパネルの薬理作用

1. てんかん発症におけるイオンチャネルおよび受容体の機能異常

はじめに

てんかんは、有病率が人口1,000人中4〜9人と頻度の高い神経疾患の一つである。WHOの定義によると、「種々の病因によってもたらされる慢性の脳疾患であり、大脳神経細胞の過剰な放電に由来する反復性の発作(てんかん発作)を主徴とし、これに種々の臨床症状および検査所見を伴う状態」とされている。神経細胞の過剰放電は、膜電位の脱分極とこれによる活動電位発生の異常であり、細胞膜表面のイオンチャネルおよび受容体の働きが深く関与している。近年、イオンチャネル以外の原因遺伝子も次々と報告されているが、現時点では、てんかん症候群から同定された責任遺伝子の多くはイオンチャネルおよび受容体の遺伝子群である (表1)[1)2)]。本稿では、中枢神経の活動に関連する電位依存性Na^+チャネル、電位依存性K^+チャネル、電位依存性Ca^{2+}チャネル、$GABA_A$受容体、およびニコチン性アセチルコリン(nicotinic acetylcholine:nACh)受容体について、てんかん発症におけるそれぞれの遺伝子変異や機能異常の関与を概説する。

1 電位依存性Na^+チャネル

電位依存性Na^+チャネルは、神経細胞の活動電位を発生させる重要なイオンチャネルであり、細胞外からNa^+が流入する孔(ポア)を形成するαサブユニットと、Na^+チャネルの電気的特性を調節するβサブユニットから構成される (図1)[3)]。神経細胞の脱分極により細胞膜の内外の電位差が小さくなると、電位依存性Na^+チャネルの電位センサーが活性化ゲートを開き細胞内にNa^+が流入することで活動電位が発生する。多くの抗てんかん薬が電位依存性Na^+チャネルの機能を阻害する作用を有していることから、てんかん発症において重要な役割を果たしていると考えられる。

Na^+チャネルの遺伝子変異は、素因性てんかん熱性けいれんプラス(generalized epilepsy with febrile seizures plus:GEFS+)およびDravet症候群の原因として報告されてきた。GEFS+は、頻回に熱性けいれんを繰り返し、6歳以降に熱性けいれんや無熱性の強直間代発作、欠神発作、ミオクロニー発作などの多彩な発作を呈する疾患で、一般的に抗てんかん薬の治療で発作が抑制される。一方、Dravet症候群は、発達正常な1歳未満の乳児期に発症する熱性けいれんにはじまり、その後、1〜4歳まで強直間代発作やミオクロニー発作、非定型欠神発作、部分発作などのさまざまな発作を無熱性に呈する小児難治性てんかんの一つである。

当初、GEFS+患者から電位依存性Na^+チャネルのβ_1サブユニットをコードする*SCN1B*の遺伝

1. てんかん発症におけるイオンチャネルおよび受容体の機能異常

表 1. てんかん症候群の原因遺伝子

てんかん症候群	遺伝子座	責任遺伝子	転写産物
良性家族性新生児けいれん	20q13.33 8q24.22	KCNQ2 KCNQ3	$K_v7.2$(K^+チャネル) $K_v7.3$(K^+チャネル)
良性家族性新生児乳児けいれん	2q24.3	**SCN2A**	Na^+チャネルα_2サブユニット
良性乳児てんかん	16p11.2	PRRT2	Proline-rich transmembrane protein 2
大田原症候群	9q34.11 Xp22.13	STXBP1 ARX	Syntaxin binding protein 1 Aristaless related homeobox
点頭てんかん (非典型 Rett 症候群・West 症候群)	Xp22.13	STK9/CDKL5	Cyclin-dependent kinase-like 5
X連鎖性点頭てんかん	Xp22.13	ARX	Aristaless related homeobox
乳児重症ミオクロニーてんかん (Dravet 症候群)	2q24.3 5q34 5q34 15q26.1 9q34.11	**SCN1A** GABRG2 GABRA1 CHD2 STXBP1	Na^+チャネルα_1サブユニット $GABA_A$受容体γ_2サブユニット $GABA_A$受容体α_1サブユニット Chromodomain Helicase DNA Binding Protein 2 Syntaxin binding protein 1
素因性てんかん熱性けいれんプラス (GEFS+)	2q24.3 19q13.11 5q34 1p36.33 2q24.3 16p11.2	**SCN1A** **SCN1B** GABRG2 GABRD **SCN9A** STX1B	$Na_v1.1$(Na^+チャネル) Na^+チャネルβ_1サブユニット $GABA_A$受容体γ_2サブユニット $GABA_A$受容体δサブユニット Na^+チャネルα_9サブユニット Syntaxin 1B
小児欠神てんかん (熱性けいれんプラス)	5q34	GABRG2	$GABA_A$受容体γ_2サブユニット
女性に発症する PCDH19 関連てんかん	Xq22.1	PCDH19	プロトカドヘリン19
早期発症欠神てんかん (グルコーストランスポーター1欠損症候群)	1p34.2	SLC2A1	GLUT1
若年ミオクロニーてんかん	5q34 6p12.2	GABRA1 EFHC1	$GABA_A$受容体α_1サブユニット EF-hand domain-containing protein 1
K^+チャネルに変異を有する進行性ミオクローヌスてんかん	11p15.1	KCNC1	$Kv3.1$(K^+チャネル)
常染色体優性夜間前頭葉てんかん	20q13.33 1q21.3 8p21.2	CHRNA4 CHRNB2 CHRNA2	nACh受容体α_4サブユニット nACh受容体β_2サブユニット nACh受容体α_2サブユニット
常染色体優性外側側頭葉てんかん (聴覚症状を伴う常染色体優性てんかん)	10q23.33	LGI1	Leucine rich glioma inactivated 1
全般てんかんを伴う発作性ジスキネジア	10q22.3	KCNMA1	$K_{Ca}1.1$(K^+チャネル)
欠神てんかんを伴う発作性運動失調Ⅱ型	19p13.13	CACNA1A	$Ca_v2.1$(Ca^{2+}チャネル)
部分てんかんを伴う発作性運動失調Ⅰ型	12p13.32	KCNA1	$K_v1.1$(K^+チャネル)
てんかんを伴う家族性片頭痛	1p21-23	ATP1A2	Sodium-potassium ATPase
Angelman 症候群	15q11.2	UBE3Aを含む欠失	(UBE3A)
Rett 症候群	Xp28 14q12	MECP2 FOXG1	Methyl-CpG-binding protein-2 Forkhead box protein G1

新生児期・乳児期・小児期に発症するてんかん,特発性全般てんかん,焦点性てんかん,およびその他の発作性障害を伴うてんかんの順に記載した.転写産物が,Na^+チャネルは太字,K^+チャネルは波線,Ca^{2+}チャネルは二重下線,$GABA_A$受容体は下線,ニコチン性アセチルコリン(nACh)受容体は▨でそれぞれ表記した.

(てんかん診療ガイドライン2018[1], Ottman R et al, 2010[2] より改変引用)

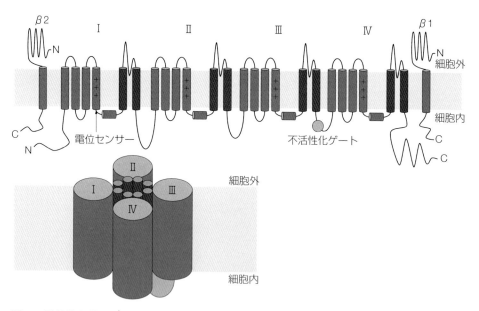

図 1. 電位依存性 Na$^+$チャネルの模式図
電位依存性 Na$^+$チャネルの α サブユニットは 4 つの相同性の高いドメイン（I-IV）で構成される．各ドメインは 6 つの膜貫通ヘリックスで構成され，4 番目の膜貫通ヘリックスが電位センサーとして働き，5，6 番目の膜貫通ヘリックスが孔を形成する．

(Meldrum BS et al. 2007[3] より改変引用)

子変異が同定され[4]，さらに Na$^+$チャネルの α_1 サブユニットをコードする *SCN1A* の変異が報告された[5]．*SCN1A* の遺伝子は Dravet 症候群においても変異が報告され[6]，それ以降，*SCN1A* が Na$^+$チャネルの遺伝子変異で最も多く同定されている．電気生理学的機能解析で，これらの変異は Na$^+$チャネルの機能を喪失させると報告されている[7]．GABA 作動性の抑制性介在ニューロンに α_1 サブユニット（SCN1A）から構成される電位依存性 Na$^+$チャネルが多く発現しており，変異による Na$^+$チャネルの機能障害で抑制系ニューロンの機能低下が起こるため，てんかんを発症すると考えられている[8]．

2　電位依存性 K$^+$チャネル

四量体の 6 回膜貫通型の α サブユニットで構成される電位依存性 K$^+$チャネルは，電位依存性 Na$^+$チャネルと比較して活性化が遅く，神経細胞の再分極（細胞内 K$^+$の流出）において重要な役割を果たす．また，*KCNQ2*，*KCNQ3*，あるいは *KCNQ5* でコードされるサブユニットのヘテロ四量体で形成される K$^+$チャネルは，活動電位発生閾値以下の低い脱分極で活性化され，M-current と呼ばれる電流を発させる．細胞内 K$^+$を細胞外に流出させる M-current によって膜電位が低下することで，静止膜電位の安定化と活動電位の発生頻度が調節される[9]．

生後数日以内に頻回のけいれんを発症するが，多くは生後数週間で自然に消失する良性家族性新生児けいれん（benign familial neonatal convulsion：BFNC）の患者から，*KCNQ2* あるいは *KCNQ3* のミスセンス変異が同定された[10)11]．変異遺伝子からコードされたサブユニットを含む K$^+$チャネルでは K$^+$の透過性が消失し，M-current が認められず，相対的に神経細胞の興奮性が上昇

していると考えられている．出生直後ではGABAが興奮性に作用するため，K$^+$チャネルのM-currentが抑制系の中心であり，成長に伴いGABAによる抑制系が成熟することで，BFNCのけいれん発作が自然に消失することが示唆されている[12]．

K$^+$チャネルには電位依存性K$^+$チャネル以外に，電位センサードメインをもたない内向き整流性カリウム（Kir）チャネルがある．最近，強直間代発作，運動失調，難聴，電解質の排泄異常を主徴とするEAST（Epilepsy, Ataxia, Sensorineural deafness, and Tubulopathy）症候群あるいはSeSAME（Seizures, Sensorineural deafness, Ataxia, Mental retardation, and Electrolyte imbalance）症候群の患者で，Kir4.1をコードする遺伝子 *KCNJ10* のミスセンス変異が報告された[13)14)]．主としてアストロサイトに局在するKir4.1チャネルは，神経細胞の活動電位発生に伴い上昇した細胞外K$^+$をアストロサイトの細胞内に取り込み，毛細血管腔などのK$^+$濃度の低い部位へ運搬するクリアランス機構（空間的K$^+$緩衝機構）を仲介する．遺伝子変異などによってKir4.1チャネルの機能が障害されて，空間的K$^+$緩衝機構が破綻すると，シナプス周囲の細胞外K$^+$濃度が上昇して異常な神経興奮が惹起されると考えられている．

3　電位依存性Ca^{2+}チャネル

電位依存性Ca^{2+}チャネルは，神経の興奮性を制御するのみでなく，神経終末にも多く発現し，グルタミン酸やGABAなどの神経伝達物質の開口分泌に深く関与している．電気生理学的特性や薬理学的特性から，L型，P/Q型，N型，R型，T型に分類される．欠神発作に対して有効なエトスクシミド（ESM）やバルプロ酸（VPA）はT型（低閾値）Ca^{2+}チャネルを阻害する作用がある．また，T型Ca^{2+}チャネルをコードする *CACNA1H* は，小児欠神てんかんの感受性遺伝子としても報告されている[15)]．常染色体優性に欠神発作と間欠的な小脳失調を呈する家系で，電位依存性P/Q型Ca^{2+}チャネルをコードする *CACNA1A* のミスセンス変異が報告され，この変異によって細胞膜でのCa^{2+}チャネルの発現が抑制され，Ca^{2+}の透過性が低下すると考えられている[16)]．

4　GABA$_A$受容体

GABA$_A$受容体は，抑制性神経細胞から放出されたGABAと結合するイオンチャネル型受容体である．中枢神経系では，α, β, γサブユニット（γのかわりにδ, εサブユニット）を含む五量体で形成され，活性化するとCl$^-$が細胞外から流入することで，膜電位が過分極して神経細胞の興奮が抑制される（図2）[3)]．ベンゾジアゼピン系〔ジアゼパム（DZP）など〕やバルビツール酸系〔フェノバルビタール（PB）など〕の抗てんかん薬は，GABA$_A$受容体に結合してCl$^-$の透過性を高めることで神経活動を抑制する作用を示す．

GABA$_A$受容体のγ_2サブユニットをコードする *GABRG2* は，熱性けいれん，GEFS＋，Dravet症候群，および小児欠神てんかんで変異していることが報告されている[17)]．また，若年ミオクロニーてんかんやDravet症候群では，α_1サブユニット遺伝子（*GABRA1*）の変異も報告さている[18)]．いずれの遺伝子変異もGABA作動性のCl$^-$電流が障害されることで，抑制系の機能低下によりてんかんを発症すると考えられる．

5　ニコチン性アセチルコリン（nACh）受容体

中枢神経系のnACh受容体は，α, βサブユニットからの五量体で形成されるイオンチャネル型受容体で，α_7nACh受容体（α_7サブユニットのホモ五量体）や$\alpha_4\beta_2$nACh受容体（α_4, β_2サブユニットのヘテロ五量体）などが存在する．アセチルコリンやニコチンが結合すると，細胞内にNa$^+$やCa^{2+}が流入し，神経細胞が興奮（脱分極）する．シナプ

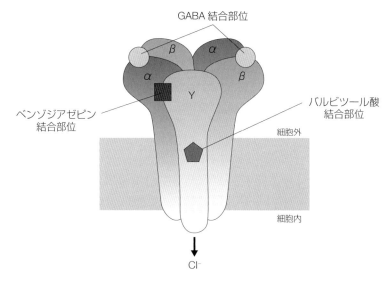

図 2. GABA$_A$受容体の模式図

(Meldrum BS et al, 2007[3]より改変引用)

ス伝達の長期増強の促進作用や細胞死に対する保護作用を有するため，アルツハイマー病やパーキンソン病，統合失調症との関連も示唆されている．

常染色体優性夜間前頭葉てんかんの家系で，$α_4$サブユニットをコードするCHRNA4や，$β_2$サブユニットをコードするCHRNB2などの変異が報告されているが，てんかんの発症機序については十分には解明されていない[19]．

6 その他

聴覚症状を伴う発作を特徴とする常染色体優性外側側頭葉てんかんの家系において，LGI1(Leucine-rich glioma-inactivated 1)の遺伝子変異がチャネル以外の原因遺伝子として報告された[20]．分泌タンパクであるLGI1は，シナプスにおいて他の膜タンパクと結合し，イオンチャネル型グルタミン酸受容体であるAMPA($α$-amino-3-hydroxy-5-methyl-4-isoxazolepropionate)受容体の機能を制御していると考えられている(図3)[21]．またこのLGI1に対する自己抗体は，顔面と上肢において短時間で頻回なジストニー発作(faciobrachial dystonic seizure：FBDS)を呈する辺縁系脳炎で認められる[22]．一方，グルタミン酸受容体のNMDA(N-methyl-d-aspartate)受容体に対する抗体を認める脳炎は，精神症状，意識障害，不随意運動，およびけいれん発作を呈する．

おわりに

てんかん病態において，神経細胞の活動に関連するイオンチャネルおよび受容体の機能異常が深くかかわっていることが示唆され，最近ではグルタミン酸受容体の機能異常によりてんかんやけいれん発作を発症することが報告されているが，発症機序はいまだに不明な点が多い．今後，個々の神経細胞の機能変化だけでなく，中枢神経系における神経細胞同士のネットワークやグリア細胞による脳内環境に着目し，てんかん病態の解明と治療の開発が期待される．

(金星匡人/大野行弘/池田昭夫)

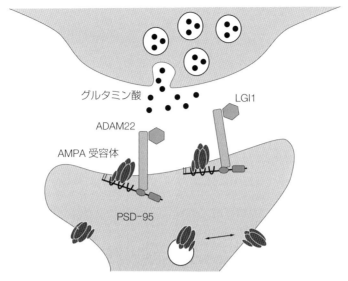

図 3. LGI1 による AMPA 受容体の制御
分泌された LGI1 は，シナプスにおいて膜タンパクの ADAM22 や足場タンパクの PSD-95 と複合体を形成することで，AMPA 受容体の機能を制御する．

（Fukata Y et al, 2017[21]）を改変引用）

利益相反（COI）：京都大学大学院医学研究科てんかん・運動異常生理学講座は産学共同講座であり，エーザイ，大塚製薬，日本光電，UCB ジャパンの寄付金と共同研究経費にて支援されている．

文 献

1) てんかん診療ガイドライン 2018．日本神経学会監，「てんかん診療ガイドライン」作成委員会編，医学書院，東京，2018，pp.165-167
2) Ottman R, Hirose S, Jain S et al：Genetic testing in the epilepsies--report of the ILAE Genetics Commission. *Epilespia* **51**：655-670, 2010
3) Meldrum BS, Rogawski MA：Molecular targets for antiepileptic drug development. *Neurotherapeutics* **4**：18-61, 2007
4) Wallace RH, Wang DW, Singh R et al：Febrile seizures and generalized epilepsy associated with a mutation in the Na^+-channel beta1 subunit gene SCN1B. *Nat Genet* **19**：366-370, 1998
5) Alekov A, Rahman MM, Mitrovic N et al：A sodium channel mutation causing epilepsy in man exhibits subtle defects in fast inactivation and activation in vitro. *J Physiol* **529**：533-539, 2000
6) Claes L, Del-Favero J, Ceulemans B et al：De novo mutations in the sodium-channel gene SCN1A cause severe myoclonic epilepsy of infancy. *Am J Hum Genet* **68**：1327-1332, 2001
7) Lossin C, Rhodes TH, Desai RR et al：Epilepsy-associated dysfunction in the voltage-gated neuronal sodium channel SCN1A. *J Neurosci* **23**：11289-11295, 2003
8) Ogiwara I, Miyamoto H, Morita N et al：Nav1.1 localizes to axons of parvalbumin-positive inhibitory interneurons：a circuit basis for epileptic seizures in mice carrying an Scn1a gene mutation. *J Neurosci* **27**：5903-5914, 2007
9) Cooper EC, Jan LY：M-channels：neurological diseases, neuromodulation, and drug development. *Arch Neurol* **60**：496-500, 2003
10) Biervert C, Schroeder BC, Kubisch C et al：A potassium channel mutation in neonatal human epilepsy. *Science* **279**：403-406, 1998
11) Charlier C, Singh NA, Ryan SG et al：A pore mutation in a novel KQT-like potassium channel gene in an idiopathic epilepsy family. *Nat Genet* **18**：53-55, 1998
12) Okada M, Zhu G, Hirose S et al：Age-dependent modulation of hippocampal excitability by KCNQ-channels. *Epilepsy Res* **53**：81-94, 2003
13) Bockenhauer D, Feather S, Stanescu HC et al：Epilepsy, Ataxia, Sensorineural Deafness, Tubulopathy, and KCNJ10 Mutations. *N Engl J Med* **360**：1960-

1970, 2009
14) Scholl UI, Choi M, Liu T et al : Seizures, sensorineural deafness, ataxia, mental retardation, and electrolyte imbalance (SeSAME syndrome) caused by mutations in KCNJ10. *Pro Natl Acad Sci U S A* **106** : 5842-5847, 2009
15) Chen Y, Lu J, Pan H et al : Association between genetic variation of CACNA1H and childhood absence epilepsy. *Ann Neurol* **54** : 239-243, 2003
16) Imbrici P, Jaffe SL, Eunson LH et al : Dysfunction of the brain calcium channel CaV2.1 in absence epilepsy and episodic ataxia. *Brain* **127** : 2682-2692, 2004
17) Kang JQ, Macdonald RL : GABRG2 Mutations Associated with a spectrum of epilepsy syndromes from Generalized Absence Epilepsy to Dravet syndrome. *JAMA Neurol* **73** : 1009-1016, 2017
18) Johannesen K, Marini C, Pfeffer S et al : Phenotypic spectrum of GABRA1 : From generalized epilepsies to severe epileptic encephalopathies. *Neurology* **87** : 1140-1151, 2016
19) Becchetti A, Aracri P, Meneghini S et al : The role of nicotinic acetylcholine receptors in autosomal dominant nocturnal frontal lobe epilepsy. *Front Physiol* **6** : 22, 2015
20) Kalachikov S, Evgrafov O, Ross B et al : Mutations in LGI1 cause autosomal-dominant partial epilepsy with auditory features. *Nat Genet* **30** : 335-341, 2002
21) Fukata Y, Yokoi N, Miyazaki Y et al : The LGI1-ADAM22 protein complex in synaptic transmission and synaptic disorders. *Neurosci Res* **116** : 39-45, 2017
22) van Sonderen A, Schreurs MW, Wirtz PW et al : From VGKC to LGI1 and Caspr2 encephalitis : The evolution of a disease entity over time. *Autoimmun Rev* **15** : 970-974, 2016

2. AMPA型グルタミン酸受容体の構造とシナプス伝達機構

はじめに

中枢神経系の興奮性シナプス伝達で最も主体的な役割は、グルタミン酸が担っている[1]。グルタミン酸受容体は様々な分類がなされてきたが、現在では一般にイオンチャネル型受容体としてAMPA型受容体、カイニン酸受容体、NMDA型受容体の3種類、そしてGタンパク質共役受容体として代謝型受容体(mGluR)に分類されている[2]。AMPA型受容体は、α-amino-3-hydroxy-5-methyl-4-isoxazolepropionate(AMPA)がその特異的なアゴニストであることから命名された。カイニン酸受容体は、AMPA型受容体と非常によく似たチャネル特性を有するため、かつては同一のものとする議論もあったが、それぞれに特異的なアゴニストが発見されたことなどから、両者は区別されるようになった[3]。AMPA型受容体が脳内にユビキタスに存在しているのに対し、カイニン酸受容体は海馬CA3領域などの特定の領域に局在する傾向を示し、また機能的にも通常の興奮伝達よりもその調節因子として働くことが多いと考えられている[4]。NMDA型受容体は、シナプス後電位の遅い成分にはかかわるものの、静止膜電位付近ではMg^{2+}によるブロックがかかって不活性であるため、速い成分の形成には関与しない。また、代謝型グルタミン酸受容体もGタンパク質を介して細胞内のシグナル伝達系を駆動し、遺伝子発現やリン酸化などの長期的な変化を引き起こすものであり、シナプス電位の形成に直接関与するものではない。したがって、AMPA型グルタミン酸受容体は脳内の興奮性シナプス伝達における先鋒的かつ主体的な存在であるといえる。

1 AMPA型受容体の構造と機能

グルタミン酸受容体の構造に関する報告は1989年、米国ソーク研究所のグループによりラット脳から抽出したmRNAをもとにcDNAクローニングがなされたことにはじまる[5]。以後、世界中の多くの研究者らにより精力的な研究がなされた結果、今日ではAMPA型受容体は4つのサブユニットからなるテトラマーとして、シナプス後膜上に存在していることが知られるようになった。神経細胞の他の多くのイオンチャネル型受容体が5つのサブユニットからなるペンタマー構造をとるのに対し、テトラマー構造をとるイオンチャネル型グルタミン酸受容体は特徴的な存在といえる。AMPA型受容体を構成するサブユニットにはGluA1〜4の4種類が存在することが知られている。なお、これらは従来、GluR1〜4とも呼ばれていたが、受容体の名称統一以来、GluA1〜4と記載されるようになった[6]。これら4つのサブユニットの組み合わせのうち、生理的に存在して

Part 1 ＜基礎編＞てんかんにおけるAMPA型グルタミン酸受容体の機能とペランパネルの薬理作用

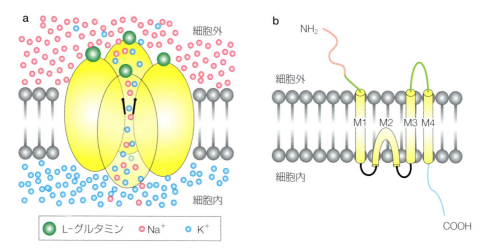

図1. AMPA型受容体の構造
a）4つのサブユニットが集合して形成され，Na^+，K^+とも非選択的に透過する．手前のサブユニットは透明化して表示．
b）各サブユニットの構造．N末端領域（桃），リガンド結合領域（緑），膜親和性領域（黄），C末端領域（青）の各ドメインから構成される．

いるAMPA型受容体のほとんどはGluA2サブユニットを含むヘテロマーであると考えられている[7)8)]．GluA4はおもに発生初期に機能すると考えられているため，実際にはGluA1/2あるいはGluA2/3の組合せがほとんどである．AMPA型受容体が通常GluA2を含むことは，Ca^{2+}の透過性について重要な意味をもつ．成熟したGluA2のみにCa^{2+}を透過しないという性質があり，他のサブユニットにはそのような性質がないからである．一つでもGluA2が組込まれると，AMPA型受容体としてはCa^{2+}非透過性の性質を有する．

AMPA型受容体は内部にチャネル構造を内蔵するイオンチャネル型受容体であり，4つのサブユニットの会合面においてチャネルを形成している（**図1a**）．各サブユニットはGluA1〜4ともに，N末端領域-リガンド結合領域-4つの膜親和性領域-C末端領域から構成されている[9)]（**図1b**）．N末端領域はサブユニットの集合とヘテロマー形成，シナプスへの繋留などに関与すると考えられている[10)]．リガンド結合領域は2つの細胞外領域（N末端領域-M1間およびM3-M4間）があわさって形成されるため，それぞれのサブユニットに一つずつ存在している．したがって，AMPA型受容体全体としては4つの結合領域が存在することになる（**図1a**）．全てのサブユニットにグルタミン酸が結合してはじめてチャネルが開くのか，あるいは一つずつ4段階で開いていくのかは議論のあるところであるが，後者の可能性を示す報告が多くなされている[9)11)]．また，この領域では選択的スプライシングが生じることが知られており，それにより受容体のGating動作などが変化するともいわれている[12)]．膜親和性領域はM1〜4まで4つ存在するが，M2領域は膜を貫通することなく細胞質側から入って膜内で再度折り返す特有の構造をとってチャネル内面を構成している．したがって，この部位のアミノ酸配列の変化によりチャネル特性は大きく変化する（後述）．C末端領域は細胞質内に存在するため，細胞内から調節を受けて，チャネルの透過性亢進[13)]や細胞内からシナプス後膜上への輸送[14)]（後述）といった可塑的変化にかかわる．

じつは，AMPA型受容体そのものは興奮性で

2. AMPA型グルタミン酸受容体の構造とシナプス伝達機構

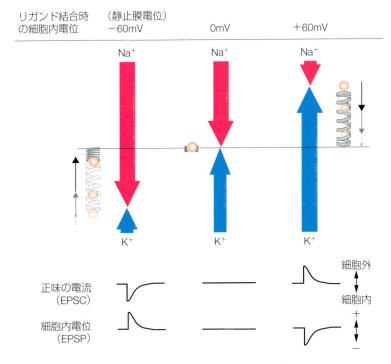

図 2. AMPA型受容体と逆転電位（GluA2を含む場合）
AMPA型受容体はNa⁺もK⁺も等しく透過させるので，0 mVでは打ち消し合って正味の電流は流れない（中：平衡電位）．細胞内電位の変化は，あたかも0 mVに固定されたバネを−60 mV付近まで引張ってスタンバイ（静止電位）し，急に手を離したとき（チャネル開口）のような挙動をとる．

も抑制性でもない．AMPA型受容体はグルタミン酸が結合してチャネルが開くと，Na⁺だけでなくK⁺やCs⁺などの1価の陽イオンを非選択的に透過させる．したがって，細胞内へNa⁺が流入すると同時にK⁺も逆方向へ流出することになり，チャネル自体は脱分極方向（興奮性）へも過分極方向（抑制性）へも等しく働く（**図1a**）．しかし，両者の釣り合いが取れて平衡状態にあるのは0 mVのときであるから（**図2中**），−60 mV付近の静止膜電位ではNa⁺の流入のほうが相対的に強くなり，0 mVへ向かって脱分極することになる（**図2左**）．正の電位にovershootすると，今度はK⁺の流出が優勢になる．正電荷を有するK⁺の流出は細胞内を過分極させるため，0 mVへ引き戻されるように働く[15]（**図2右**）．すなわち，細胞の静止電位に

よりAMPA型受容体は興奮性に作用する状態におかれているといえる．

通常のAMPA型受容体は電気的にほぼオームの法則に従う線形な性質を示すが，興味深いことに，このような電気特性はGluA2を含む場合のみ（ほぼ全てのAMPA型受容体）であり，GluA2を欠く全ての組合せのAMPA型受容体では非線形の強い内向き整流特性を示すことが知られている．

2　AMPA型受容体とシナプス可塑性

ほとんどの成熟した興奮性シナプスでは，NMDA型受容体とAMPA型受容体を共発現している．両者はシナプス後肥厚（Postsynaptic density：PSD）という構造体に繋留されている（**図3**）．

Part 1 ＜基礎編＞てんかんにおけるAMPA型グルタミン酸受容体の機能とペランパネルの薬理作用

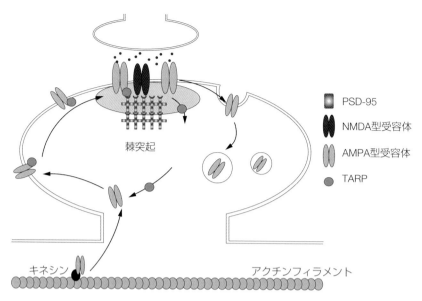

図3. AMPA型受容体の機能調節

　NMDA型受容体はPSDに直接組み込まれているが，AMPA型受容体はTARPと呼ばれるAMPA型受容体補助サブユニットを介し間接的に結合している．TARPは機能が類似したタンパク質群の総称で，AMPA型受容体への作用の相違や構造でさらにいくつかのサブグループに分けられている．この間接的な結合は静的なものではなく，動的に変化する．すなわちAMPA型受容体は刺激により細胞膜上へ輸送されたり，細胞内へ取り込まれたりすることで，シナプス後膜上でのAMPA型受容体の数(＝シナプスの感度)はつねに調整されている[16]．細胞体で合成されたAMPA型受容体が樹状突起へ運ばれて来たのち，棘突起の膜上へ出現させる際，および棘突起の膜上のAMPA型受容体をPSD-95に繋留する際の両方にTARPが必要になる[17]．また，TARPの作用は上述のシナプス後膜への輸送・繋留のみならず，チャネル自体の活性調節[18]などにも関与しているとされる．

3　Ca^{2+}透過性AMPA型受容体とてんかん

　前述の通り，AMPA型受容体は原則的にCa^{2+}非透過性であるが，例外的にCa^{2+}透過性を有するものも存在することが知られている．一つはGluA2サブユニットを含まない場合で，幼若ラット海馬の特殊なシナプスにおいてわずかに存在している可能性が示唆されている[19]．もう一つは，病的にRNA編集を受けなかった未熟なGluA2を含んでいる場合である．GluA2がCa^{2+}非透過性であるのは，チャネルポアに面するM2領域において，mRNAがRNA編集を受けて本来コードされている電気的に中性のグルタミン(Q)から正電荷をもつアルギニン(R)へ変換されているためである[20]．そのため通常のサブユニット構成からなるAMPA型受容体であっても，そのGluA2サブユニットがRNA編集を受けなかった場合(未編集型GluA2)，Ca^{2+}透過性を有することになる[21]．このような受容体は興奮に伴い細胞内へCa^{2+}も流入するので，過剰な興奮性を有することにな

る．実際，筆者ら[22]もヒトの視床下部過誤腫における手術標本で，このようなメカニズムによるてんかん原性が生じていることを報告している．

おわりに

AMPA型受容体はNMDA型受容体とは全く異なった電気的特性を有するが，それにはGluA2サブユニットが重要な役割を果たしている．AMPA型受容体は中枢神経系の興奮性シナプス伝達における先鋒的存在であるがゆえに，これを抑えるのは興奮性シナプス後電位の発生を直接制御することのみならず，後続のNMDA型受容体を介したより複雑で長期的な影響を及ぼす興奮伝達を遮断することでもある．

（北浦弘樹／柿田明美）

文献

1) Traynelis SF, Wollmuth LP, McBain CJ et al : Glutamate receptor ion channels : structure, regulation, and function. *Pharmacol Rev* **62** : 405-496, 2010
2) Ozawa S, Kamiya H, Tsuzuki K : Glutamate receptors in the mammalian central nervous system. *Prog Neurobiol* **54** : 581-618, 1998
3) Paternain AV, Morales M, Lerma J : Selective antagonism of AMPA receptors unmasks kainate receptor-mediated responses in hippocampal neurons. *Neuron* **14** : 185-189, 1995
4) Schmitz D, Mellor J, Nicoll RA : Presynaptic kainate receptor mediation of frequency facilitation at hippocampal mossy fiber synapses. *Science* **291** : 1972-1976, 2001
5) Hollmann M, O'Shea-Greenfield A, Rogers SW et al : Cloning by functional expression of a member of the glutamate receptor family. *Nature* **342** : 643-648, 1989
6) Collingridge GL, Olsen RW, Peters J et al : A nomenclature for ligand-gated ion channels. *Neuropharmacology* **56** : 2-5, 2009
7) Isaac JT, Ashby MC, McBain CJ : The role of the GluR2 subunit in AMPA receptor function and synaptic plasticity. *Neuron* **54** : 859-871, 2007
8) Zhao H, Fu Y, Glasser C et al : Monochromatic multicomponent fluorescence sedimentation velocity for the study of high-affinity protein interactions. *Elife* **5** : pii : e17812, 2016
9) Greger IH, Watson JF, Cull-Candy SG : Structural and functional architecture of AMPA-type glutamate receptors and their auxiliary proteins. *Neuron* **94** : 713-730, 2017
10) Watson JF, Ho H, Greger IH : Synaptic transmission and plasticity require AMPA receptor anchoring via its N-terminal domain. *ELife* **6** : pii : e23024 2017
11) Gebhardt C, Cull-Candy SG : Influence of agonist concentration on AMPA and kainate channels in CA1 pyramidal cells in rat hippocampal slices. *J Physiol* **573** : 371-394, 2006
12) Mosbacher J, Schoepfer R, Monyer H et al : A molecular determinant for submillisecond desensitization in glutamate receptors. *Science* **266** : 1059-1062, 1994
13) Kristensen AS, Jenkins MA, Banke TG et al : Mechanism of Ca^{2+}/calmodulin-dependent kinase II regulation of AMPA receptor gating. *Nat Neurosci* **14** : 727-735, 2011
14) Shepherd JD, Huganir RL : The cell biology of synaptic plasticity : AMPA receptor trafficking. *Ann Rev Cell Dev Biol* **23** : 613-643, 2007
15) Siegelbaum SA, Kandel ER, Yuste R : Synaptic integration in the central nervous system. In Principles of neural science. Fifth edition, Eds Kandel ER et al, McGraw-Hill, 2012, pp.207-228
16) Jackson AC, Nicoll RA : The expanding social network of ionotropic glutamate receptors : TARPs and other transmembrane auxiliary subunits. *Neuron* **70** : 178-199, 2011
17) Chen L, Chetkovich DM, Petralia RS et al : Stargazin regulates synaptic targeting of AMPA receptors by two distinct mechanisms. *Nature* **408** : 936-943, 2000
18) Tomita S, Adesnik H, Sekiguchi M et al : Stargazin modulates AMPA receptor gating and trafficking by distinct domains. *Nature* **435** : 1052-1058, 2005
19) Mattison HA, Bagal AA, Mohammadi M et al : Evidence of calcium permeable AMPA receptors in dendritic spines of CA1 pyramidal neurons. *J Neurophysiol* **112** : 263-275, 2014
20) Seeburg PH : A-to-I editing : new and old sites, functions and speculations. *Neuron* **35** : 17-20, 2002
21) Higuchi M, Maas S, Single FN et al : Point mutation in and AMPA receptor gene rescues lethality in mice deficient in the RNA-editing enzyme ADAR2. *Nature* **406** : 78-81, 2000
22) Kitaura H, Sonoda M, Teramoto S et al : Ca^{2+}-permeable AMPA receptors associated with epileptogenesis of hypothalamic hamartoma. *Epilepsia* **58** : e59-63, 2017

3. 病態生理におけるカルシウム透過性AMPA型グルタミン酸受容体とその制御

はじめに

グルタミン酸は，認知，知覚，記憶および学習など，興奮性シナプス伝達を介してヒトの高次脳機能を担う重要な神経伝達物質である．一方，脳虚血，外傷，てんかん，神経変性・代謝疾患などの様々な中枢神経系における疾患において，細胞外に過剰に放出されたグルタミン酸は，中枢性疾患に共通の興奮毒性現象を引き起こし，病勢の根幹に深く関与することが古くから知られている．これらの現象の背景において重要な役割を果すのがグルタミン酸受容体であり，とくにイオンチャネル型受容体（ionotropic glutamate receptor：iGluR）に分類されるNMDA（N-methyl-D-aspartic acid）型受容体とAMPA（α-amino-3-hydroxy-5-methyl-4-isoxazolepropionate）型受容体である．NMDA型受容体を介するカルシウムの急速な細胞内流入は，シナプスにおける長期増強（Long-term potentiation：LTP），あるいは興奮毒性として神経細胞死を引き起こすことが知られている．一方でAMPA型グルタミン酸受容体は，従来，一般的にカルシウム不透過性AMPA型チャネルとして理解されてきた．近年，カルシウム透過性（calcium-permeable）AMPA（CP-AMPA）型受容体の存在が認識され，このチャネルが多彩な疾患の病態生理に中心的な役割を果たしていることが明らかになり，注目されている[1)~3)]．しかし，その分子機構は，われわれヒトの脳の多様性を反映した複雑なものであるため，本稿ではCP-AMPA型受容体の多様な分子機構と作用機序について記述し，ついで様々な脳疾患との関連を概説したのちに，てんかんにおけるCP-AMPA型受容体の役割と，新規抗てんかん薬として2016年に上市された非競合的AMPA型受容体拮抗薬ペランパネル（PER）[4)]による制御について言及する．

1 グルタミン酸受容体

a）グルタミン酸受容体の分類

グルタミン酸受容体は，イオンチャネル型受容体（ionotropic glutamate receptor：iGluR）と代謝調節型受容体（metabotropic glutamate receptor：mGluR）の2種類に大別される．iGluRはさらにアゴニスト特異性により，NMDA型，AMPA型とカイニン酸型の3つのサブタイプに分類され，リガンドが同定されていないOrphan型もその分子構造の相同性からこのなかに入る（図1）．

b）AMPA型グルタミン酸の分子構造

AMPA型受容体はGluA1～4の4つのサブユニットから形成され，受容体はこれらのサブユニットの単独または様々な組み合わせからなる四

3. 病態生理におけるカルシウム透過性 AMPA 型グルタミン酸受容体とその制御

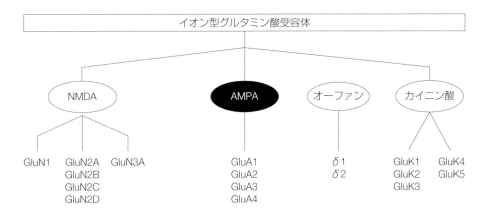

図 1. イオン型グルタミン酸受容体の分類

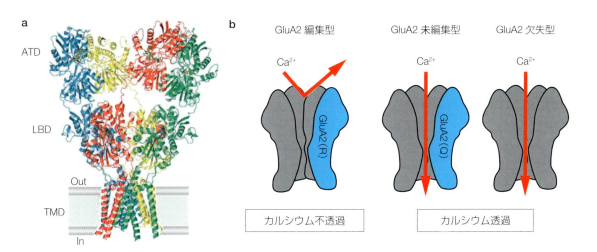

図 2. AMPA 型受容体の構造とカルシウム透過性
　　細胞外アミノ末端ドメイン（Amino-terminal domain：ATD），細胞外リガンド結合ドメイン（Ligand-binding domain：LBD），4つの膜貫通ドメイン（Transmembrane domain：TMD），細胞内カルボキシル末端ドメイン（Carboxyl-terminal domain：CTD）

(Wright A et al. 2012[1])より許可を得て転載）

量体で形成されている．GluA1〜4 はおよそ 900 のアミノ酸より形成され，各サブユニットは 68〜73％の高い相同性を有する．受容体は，細胞外アミノ末端ドメイン（Amino-terminal domain：ATD），細胞外リガンド結合ドメイン（Ligand-binding domain：LBD），4つの膜貫通ドメイン（Transmembrane domain：TMD）（M1〜M4），細胞内カルボキシル末端ドメイン（Carboxyl-terminal domain：CTD）の4つのドメインから構成される（**図 2a**）[1]．近年，クライオ電顕を用いた AMPA 型受容体の構造解析が進み，ゲーティングに伴うチャネルの構造変化が明らかになりつつある[5]．イオンチャネルの開口，イオン透過経路，活性化，脱感作用，閉口および不活化は単なるイオン通過孔の開閉という理解から，チャネル全体がコークスクリュー様あるいは虹彩の動きに近いダイナミックな構造変化をきたすことが判明した．さらにチャネル開口部の高解像度解析が進む

表 1. AMPA 型受容体 M2 部のアミノ酸配列

```
GluA1 NE-FGIFNSLWFSLGAFMQQGC-DIS
GluA2 NE-FGIFNSLWFSLGAFMRQGC-DIS
GluA3 NE-FGIFNSLWFSLGAFMQQGC-DIS
GluA4 NE-FGIFNSLWFSLGAFMQQGC-DIS
                       ↑
                     Q/R site
```

と効果的な受容体拮抗薬の設計が可能となり,中枢性疾患に対する革新的な治療剤の創出につながるであろう.

c) グルタミン酸に対する脱感作用

AMPA 型受容体はグルタミン酸に対してすみやかに脱感作することが知られている.Cyclothiazide(CTZ)はこの脱感作を抑制する.各受容体はスプライシングの違いによる flip 型および flop 型があり,TMD の 4 つのドメインのうち 4 番目 M4 部の構造変化を生じる.同部は,チャネルのキネティクスの制御に関連する.R(AGA)/G(GGG)site と呼ばれ,GluA2〜4 の各サブユニットでは,flip(未編集型)型は胎児期にドミナントで脱感作しづらく,したがって比較的大きな興奮性シナプス後電位(excitatory postsynaptic potential:EPSP)を生じるのに対し,flop(編集型)型は短時間で脱感作しやすく,成熟神経細胞にその発現は多い[6].GluA1 では,flip,flop 型による脱感作時間に差異はないようである.

d) カルシウム透過性に関する機序

カルシウム透過性という機能的観点からは,GRIA2 遺伝子にコードされる GluA2 サブユニットの発現の有無が重要である.すなわち,GluA2 発現のない場合はカルシウム透過性を示し,逆に GluA2 が発現している場合はカルシウム不透過性となる[1].

GluA2 の変異体は GluA2Q と呼ばれている.野生型または編集型 GluA2 はイオン透過性にかかわる TMD の 4 つのドメインのうち,2 番目の細胞膜部 M2 部(Q/R 部位)がアルギニンで陽性に帯電しているため,細胞外のカルシウムをほとんど通さないが,変異型または未編集型 GluA2Q はグルタミンで中性であるために,陽イオンであるカルシウムとは反撥せず,チャネルは強いカルシウム透過性を示すことになる(表 1)[1〜3].編集は,RNA 編集酵素の ADAR(adenosine deaminase acting on RNA)2 が担う[2,3].未編集型では,ADAR2 の酵素活性が低下している[7,8].

AMPA 型受容体のチャネルの透過性を考えるうえでつぎに重要なのが,GluA1 受容体の細胞膜へのトラフィック機構である.GluA1 の C 末端の細胞内ドメインにはキナーゼによってリン酸化されるリン酸化部位が,アミノ酸残基 818 番のセリン,831 番のセリン,845 番のセリンにある.このうち,831 番と 845 番のセリンのリン酸化は GluA1 を細胞膜に発現させ,シナプスのグルタミン酸受容体量を調整し,シナプス可塑性に重要な働きをもつことが,これらのセリンを他のアミノ酸で置換した点変異導入実験で明らかになっている[2].845 番のセリンおよび 831 番のセリンは,それぞれ前者を PKA(Protein kinase A)または cGKⅡ(cGMP dependent kinase proteinⅡ)が,後者を PKC(Protein kinase C)かつ/または CaMKⅡ(α-calcium-calmodulin-dependent kinaseⅡ)が担う.長期増強(Long-term potentiation:LTP)の際には GluA1 の 831 番と 845 番の両方がリン酸

化され，シナプスに発現するようになる．順番はどちらが先でも良いが，831番セリンがCaMKⅡないしはPKCによりリン酸化され，845番セリンはPKAないしはcGKⅡによりリン酸化されextrasynaptic siteからsynapse膜へ挿入される．一酸化窒素(Nitric Oxide：NO)もLTP形成に関与する．NOは可溶性グアニル酸シクラーゼ(soluble guanylate cyclase：sGC)を活性化し，cGMPを生成し，cGMP dependent kinase(cGK)を誘導する．cGKにはcGKⅠとcGKⅡのアイソフォームがあり，このうちのcGKⅡが細胞質内のGluA1セリン845のリン酸化を通じてPKAから同様にリン酸化され膜にあがるGluA1とともに細胞膜に移動する[9]．なお通常レベルでもGluA1の半数ほどはこれらの部位がリン酸化されており[10]，845番セリンの脱リン酸化はLTDの発生には必須で，831番セリンの脱リン酸化は増強の消失(Depotentiation)に関与する．一方，818番のセリンはシナプス外でのGluA1の膜発現には関係しない．シナプスレベルではGluA1のシナプス後膜への移動(CP-AMPA型受容体形成)はLTPを引き起こし，脱リン酸化による細胞質基質内への移動はカルシウム不透過性(calcium impermeable：CI)-AMPA型受容体を形成し，長期抑圧(Long Term Depression：LTD)やDepotentiationを引き起こすといえる．

　従来，カルシウム透過性を示すイオン型グルタミン酸受容体はもっぱらNMDA型受容体と考えられ，AMPA型受容体はカルシウム不透過とされてきた．近年，カルシウム透過性を示すCP-AMPA型受容体の存在が認識され，その分子機構はカルシウムイオンの膜透過性を示すGluA1やGluA3などのサブユニットと，不透過性を示すGluA2のサブユニットの発現量(図3)[11]，リン酸化，脱リン酸化，本稿では言及していない様々なadaptor proteinや分子シャペロンが折りなすきわめて高度で多様な機能動態であるが，簡略化すると3型に分けて整理することができるであろう(図2b)[1)〜3)12]．

①GRIA2遺伝子のサイレンシングによるGluA2発現が欠落した場合
②mRNA翻訳機構の異常からGluA2Qが発現する場合
③GluA1の細胞膜へのトラフィックが促進された場合

ついで，CP-AMPA型受容体を形成する①〜③の3種の分子機構と代表的な脳疾患との関連について概説する．

2 カルシウム透過性AMPA型受容体の分子機構と脳疾患

a) 虚血とてんかん〜GluA2の発現量の低下によるCP-AMPA型受容体の形成

　GluA2の発現量の低下が疾患の病態生理にかかわるものに，虚血とてんかんが知られている[13]．一過性前脳虚血モデルでは，海馬CA1，灰白質第Ⅲ層の投射ニューロン，線条体腹側外側の有棘ニューロンの選択的な細胞死が誘発される．その本態はGluA2のmRNAおよびタンパク発現の低下によるチャネルのカルシウム透過性の亢進とされ，AMPA型受容体がカルシウム不透過性から虚血後透過性へ変化する("GluA2 theory")．ウイルスベクターを用いた報告では，編集型GluA2Rを感染させると虚血による細胞死が抑制され，逆に未編集型GluA2Qで処置し虚血にすると細胞死が広がり悪化する．背景の分子機序として，虚血によりREST(neuronal repressor element silencing transcription factor)が活性化してGluA2の発現が低下し，AMPA型受容体のカルシウム透過性が亢進したと考えられている．てんかんでは虚血と同様に海馬のGluA2 mRNAとタンパク発現の減少を引き起こし，CA1，CA3錐体細胞の脆弱性を誘導してRESTの上昇によるGluA2のプロモーター活性が抑制される．

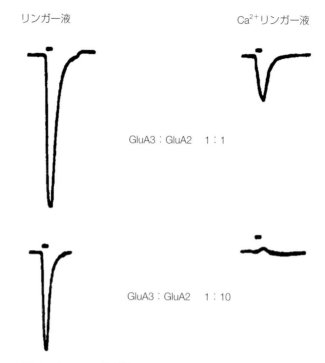

図 3. GluA2 の発現量によるカルシウム透過性の変化
卵母細胞に注入する cRNA 量に応じて Ca^{2+} の流入量が変化する．GluA2 の発現量により Ca^{2+} 流入量が決定される．なお，図の左側は Na^+ の流入，右側は Ca^{2+} の流入を示す．上段では GluA3 と GluA2 の発現量の比が 1：1 と等しいため，Ca^{2+} リンガー液に入れると Ca^{2+} がわずかに流入するが，下段では GluA2 は GluA3 の 10 倍の発現量があり，Ca^{2+} が流入しなくなる．すなわち，本図は GluA2 の発現量が高まると Ca^{2+} 流入は止まることを示す．
(Hollmann M et al. 1991[11] より許可を得て転載)

b) コカイン中毒と心的外傷後ストレス障害 〜GluA1 のトラフィックによる CP-AMPA 型受容体形成

側坐核における GluA1 のトラフィックは，コカイン中毒で増強することが知られている[14)15)]．GluA2 の発現量に変化はなく，GluA2 を欠く受容体は出現しないことから GluA1 の細胞膜への移動が病態の本態と考えられる．GluA1 の分子シャペロンである SAP97 を RNA 干渉すると膜への移動が抑制され，症状を緩和させる．同様に，CaMKⅡ阻害剤（KN-93）も緩和効果を示す．心的外傷後ストレス障害（Posttraumatic Stress Disorder：PTSD）では，情動記憶を単に消去する（conventional extinction）のではなく，記憶を更新し再固定（reconsolidation update）することが重要である[16)]．すなわち，扁桃体外側核シナプス後膜へリン酸化により移動した CP-AMPA 型受容体を，脱リン酸化して膜から降ろすことが必要となる．NMDA 型受容体と mGluR1 が同時に活性化すると LTD を引き起こし，効果的に情動記憶が引き起こす恐怖・ストレスを消すことができるという．つまり，NMDA 型受容体を増強すると恐怖体験の軽減につながる．同様に mGluR1 型受容体も創薬の効果的な標的となる．CP-AMPA 型受容体の細胞膜からの移動が情動記憶の消去に関与することは興味深い．

c) 筋萎縮性側索硬化症と神経膠芽腫〜未編集型 GluA2Q

運動ニューロン疾患である孤発性筋萎縮性側索硬化症(ALS)は，RNA編集酵素ADAR2の活性低下によるGluA2 Q/RサイトのRNA編集低下による運動ニューロン死が原因であると考えられている[17]．実際，マウスモデルにおける発症前からのPERの90日間連続経口投与群では，運動機能低下や運動ニューロン内で失われるTDP-43タンパク質の病理所見の回復が認められている．また，発症後に投与した群においても，運動ニューロン死による症状の進行が抑制されたという．これらの知見は，カルシウムイオンの過剰な流入が運動ニューロンの細胞死の原因であることを証明しているといえる．

Maasら[18]は，RNA編集の異常—ADAR2の発現低下—が脳腫瘍内の神経膠芽腫で出現していること，低悪性度の脳腫瘍ではその変化が少ないこと，またこのQ/R部の編集機構異常があるtransgenic miceでは後述するようにてんかんを引き起こすことから，GluA2Q発現とグリオーマ患者のてんかん症状の発現との関連を報告した．筆者ら[19]は，編集型GluA2Rを強制導入により腫瘍の移動性と増殖性が阻害され，編集型GluA2Qを強制発現させると遊走性の亢進と細胞死の抑制が認められたことから，このチャネルを介するカルシウムの流入によって引き起こされる緩徐な細胞内カルシウムの上昇が，腫瘍細胞の浸潤と増殖に関与していることを明らかにした．

3 てんかんとカルシウム透過性AMPA型受容体の病態生理とその制御

Zukinら[13]は，カイニン酸を用いたてんかん動物モデルにおいて，海馬CA1，CA3の錐体細胞死に先行しGluA2 mRNAの発現低下を指摘した．一方，GluA1 mRNAの発現は不変であること，また海馬歯状回の顆粒細胞ではGluA2チャネルの発現低下を認めないことを報告している．この報告は，先に述べた虚血と同様，GluA2発現低下によるCP-AMPA型受容体がてんかん重積後のCA1，CA3における神経細胞死の病態生理の本体であることを示している．ピロカルピンを用いたてんかん重積モデルにおいても，CA1でシナプス膜部GluA2受容体サブユニットが減少し細胞質内の受容体が増強してCP-AMPA型受容体が形成され，その結果引き起こされる細胞内カルシウムの繰り返しバーストは，非競合的AMPA型受容体拮抗薬GYKI-52466で抑制された[20]〜[22]．一方，ベンゾジアゼピンで制御できない重積モデルにおいては，CA1の細胞内および細胞膜のGluA1とGluA2をクロスリンキングアセイで測定すると，細胞膜GluA2の低下ともに細胞膜GluA1の上昇を認めている[23]〜[26]．遺伝子改変動物の解析からも，CP-AMPA型受容体がてんかんを引き起こすことが知られている．GluA2 pre-mRNAレベルで586位のM2膜様部Q/R部アルギニンコドンをグルタミンコドンに点座変異したヘテロ接合体マウスでは，GluA2 mRNAは野生型にくらべて30%に減少し，その1/4が未編集型GluA2Qとなり，カルシウム透過性は7.5倍高まる．生後2週間を過ぎると，てんかんを引き起こし発作を繰り返す．過度のジャンプやランニングを繰り返し，3週間までに全例が死亡する．CA3の神経細胞は50%が細胞死を引き起こし，GFAP陽性のグリオーシスが認められる．なお，ホモ接合体は生存できない[27]．同様にこのQ/R部の編集にかかわるADAR2を遺伝子改変したマウスでは，てんかんを引き起こし，ホモ接合体マウスでは生後3週間以内に死亡する[8]．またヘテロ接合体マウスでも同様にてんかんを引き起こし，5週間以内に死亡する．いずれもGluA2の編集異常により引き起こされた高いカルシウム透過性をもつCP-APMA型受容体が，高いてんかん罹患の原因と考えられている．

おわりに

てんかんの病態生理にはCP-AMPA型受容体の多様な分子機構がかかわることを解説した．その背景のメカニズムが虚血等の他の中枢性疾患と共通であることは興味深い．PERはシナプス後膜に局在するAMPA型受容体を標的にする非競合的拮抗薬であり[4)28)]，ラット胎児大脳皮質由来の培養神経細胞においてAMPAが誘発する細胞内カルシウム濃度の上昇を濃度依存性に阻害する（IC_{50} 0.024 μg/mL）．てんかんモデル動物における作用では，強直間代性けいれんモデル（マウス最大電撃けいれん）や部分てんかんモデル（マウス角膜キンドリングモデル）において双方の発作抑制効果を示す．PERはAMPA型受容体の拮抗を示す唯一の薬事承認された抗てんかん薬であり，てんかんの病態生理の核となるCP-AMPA型受容体を制御できるきわめて魅力的な薬剤であるといえるだろう．今後，てんかん治療に大きな役割を果たすことが期待される．

〈石内勝吾〉

文献

1) Wright A, Vissel B：The essential role of AMPA receptor GluR2 subunit RNA editing in the normal and diseased brain. *Front Mol Neurosci* **5**：34, 2012
2) Henley JM, Wilkinson KA：Synaptic AMPA receptor composition in development, plasticity and disease. *Nat Rev Neurosci* **17**：337-350, 2016
3) Ozawa S, Kamiya H, Tsuzuki K：Glutamate receptors in the mammalian central nervous system. *Prog Neurobiol* **54**：581-618, 1998
4) Rogawski MA, Hanada T：Preclinical pharmacology of perampanel, a selective non-competitive AMPA receptor antagonist. *Acta Neurol Scand Suppl*：19-24, 2013
5) Twomey EC, Yelshanskaya MV, Grassucci RA et al：Channel opening and gating mechanism in AMPA-subtype glutamate receptors. *Nature* **549**：60-79, 2017
6) Lomeli H, Mosbacher J, Melcher T et al：Control of kinetic properties of AMPA receptor channels by nuclear RNA editing. *Science* **266**：1709-1713, 1994
7) Greger IH, Khatri L, Kong X et al：AMPA receptor tetramerization is mediated by Q/R editing. *Neuron* **40**：763-774, 2003
8) Higuchi M, Maas S, Single FN et al：Point mutation in an AMPA receptor gene rescues lethality in mice deficient in the RNA-editing enzyme ADAR2. *Nature* **406**：78-81, 2000
9) Serulle Y, Zhang S, Ninan I et al：A GluR1-cGKⅡ interaction regulates AMPA receptor trafficking. *Neuron* **56**：670-688, 2007
10) Babiec WE, Guglietta R, O'Dell TJ：Basal levels of AMPA receptor GluA1 subunit phosphorylation at threonine 840 and serine 845 in hippocampal neurons. *Learn Mem* **23**：127-133, 2016
11) Hollmann M, Hartley M, Heinemann S et al：Ca^{2+} permeability of KA-AMPA--gated glutamate receptor channels depends on subunit composition. *Science* **252**：851-853, 1991
12) Esteban JA：Intracellular machinery for the transport of AMPA receptors. *Br J Pharmacol* **153**(Suppl 1)：S35-43, 2008
13) Liu SJ, Zukin RS：Ca^{2+}-permeable AMPA receptors in synaptic plasticity and neuronal death. *Trends Neurosci* **30**：126-134, 2007
14) Conrad KL, Tseng KY, Uejima JL et al：Formation of accumbens GluR2-lacking AMPA receptors mediates incubation of cocaine craving. *Nature* **454**：118-121, 2008
15) White SL, Ortinski PI, Friedman SH et al：A Critical Role for the GluA1 Accessory Protein, SAP97, in Cocaine Seeking. *Neuropsychopharmacology* **4**：736-750, 2016
16) Clem RL, Huganir RL：Calcium-permeable AMPA receptor dynamics mediate fear memory erasure. *Science* **330**：1108-1112, 2010
17) 山下雄也，郭伸：神経疾患とRNA編集異常―孤発性ALSの分子病態モデルマウスを用いたALSの治療法開発. *J Jpn Biochem Soc* **88**：600-608, 2016
18) Maas S, Patt S, Schrey M et al：Underediting of glutamate receptor GluR-B mRNA in malignant gliomas. *Proc Natl Acad Sci U S A* **98**：14687-14692, 2001
19) Ishiuchi S, Tsuzuki K, Yoshida Y et al：Blockage of Ca^{2+}-permeable AMPA receptors suppresses migration and induces apoptosis in human glioblastoma cells. *Nat Med* **8**：971-978, 2002
20) McNamara JO：Cellular and molecular basis of epilepsy. *J Neurosci* **14**：3413-3425, 1994
21) Szczurowska E, Mareš P：NMDA and AMPA receptors：development and status epilepticus. *Physiol Res* **62**：21-38, 2013
22) Tanaka H, Grooms SY, Bennett MV et al：The AMPAR subunit GluR2：still front and center-stage. *Brain Res* **886**：190-207, 2000
23) Lu W, Roche KW：Posttranslational regulation of AMPA receptor trafficking and function. *Curr Opin Neurobiol* **22**：470-479, 2012

24) Grooms SY, Opitz T, Bennett MV *et al*：Status epilepticus decreases glutamate receptor 2 mRNA and protein expression in hippocampal pyramidal cells before neuronal death. *Proc Natl Acad Sci U S A* **97**：3631-3636, 2000
25) Rajasekaran K, Joshi S, Kozhemyakin M *et al*：Receptor trafficking hypothesis revisited：plasticity of AMPA receptors during established status epilepticus. *Epilepsia* **54**(Suppl 6)：14-16, 2013
26) Rajasekaran K, Todorovic M, Kapur J：Calcium-permeable AMPA receptors are expressed in a rodent model of status epilepticus. *Ann Neurol* **72**：91-102, 2012
27) Brusa R, Zimmermann F, Koh DS *et al*：Early-onset epilepsy and postnatal lethality associated with an editing-deficient GluR-B allele in mice. *Science* **270**：1677-1680, 1995
28) Löscher W, Schmidt D：Epilepsy：perampanel-new promise for refractory epilepsy? *Nat Rev Neurol* **8**：661-662, 2012

4. ペランパネルのプロファイルと薬理作用

はじめに

ペランパネル（PER）はわが国で開発された数少ない抗てんかん薬であるが，既存の抗てんかん薬とは作用機序が異なり，AMPA（α-amino-3-hydroxy-5-methyl-4-isoxazolepropionate）型イオンチャネル内蔵型グルタミン酸受容体（AMPA受容体）の選択的阻害に起因する，全く新しい抗てんかん薬として位置付けられる．この30年間，多くの基礎てんかん学者がAMPA受容体のてんかん病態生理における重要性を支持する知見を提示してきたが，AMPA受容体阻害薬の臨床開発が難航し続けてきたなかで唯一，成功したのがPERであった．本稿では，てんかん病態生理におけるAMPA受容体の機能と，抗てんかん薬としてのPERの薬理学的プロファイルを，焦点性てんかんの第一選択薬であるカルバマゼピン（CBZ）とレベチラセタム（LEV），全般てんかんの第一選択薬であるバルプロ酸（VPA）とで比較しつつ概説する．

1 ペランパネルの物質的特性

PERは，chemical template discovered via high-throughput screeningによりAMPA受容体の抑制物質スクリーニングから浮かび上がったAMPA受容体阻害薬である．実験的に多くのAMPA受容体阻害薬が合成されて来たが，中枢神経系疾患治療薬として重要な，適度な極性を有し，かつ血液脳関門（blood-brain barrier：BBB）通過性の獲得に成功した唯一の薬剤である．

また，PERはAMPA受容体に対しpKa＝3.24であり，中性の水溶液には難溶であるが，胃酸環境下の酸性溶液では溶解度が急激に向上する[1]．これらの物質特性から，PERは経口により迅速かつ高率に吸収され，バイオアベイラビリティが高い抗てんかん薬となっている．

2 AMPA受容体と神経伝達

PERは，臨床開発に成功した唯一のAMPA受容体阻害薬である．まず，このAMPA受容体の中枢神経系における情報伝達の役割を概説する（図1）．非興奮時の神経細胞の形質膜は，静止膜電位（resting membrane potential）で安定している．シナプス前神経から遊離されたグルタミン酸がシナプス後膜のAMPA受容体とNMDA受容体に結合して内蔵イオンチャネルが開口し，カチオン（おもにNaとCa）が細胞内に流入する．AMPA受容体とNMDA受容体を介したカチオン流入が，電気生理学的に興奮性シナプス後電位（field excitatory postsynaptic potentials：fEPSPs）あるいは興奮性シナプス後電流（excitatory postsyn-

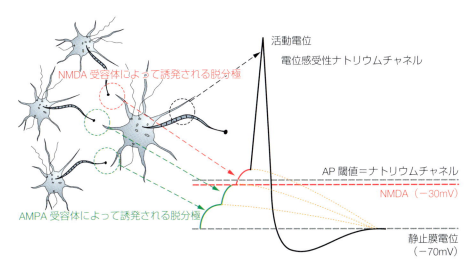

図 1. 神経伝達における AMPA 受容体の機能

aptic current：EPSC）として検出される．

AMPA 受容体は，GluR1，GluR2，GluR3，GluR4 の 4 サブユニットで構成された四量体である．GluR2 は最も発現量が多いサブユニットであるが，タンパク合成後に酵素的にグルタミンがアルギニンに置換される．この置換された GluR2 が含まれた AMPA 受容体は Ca 非透過性となる．このため AMPA 受容体には GluR2 の有無により Ca 透過性チャネルと非透過性チャネルが存在する．一方，NMDA 受容体は静止膜電位近傍の電位ではイオンチャネルポアがマグネシウムで閉鎖されており，AMPA 受容体活性化による膜電位の閾値近傍までの上昇がなければ機能的開口しない．すなわち，AMPA 受容体による膜電位の上昇に続き，NMDA 受容体が開口し，最終的に電位依存性 Na チャネルが活性化され，活動電位が発生する．

3　ペランパネルの薬理学的特性（*in vitro*）

培養ラット皮質神経細胞に対する AMPA 誘発性の Ca 流入を，PER は抑制した（IC_{50} = 93 nM）．一方，培養ラット海馬錐体細胞を用いたパッチクランプ実験で，NMDA 受容体に対しては効果を示さなかった[1)2)]．この AMPA 応答性 Ca 流入に対する阻害効果は，AMPA 濃度非依存性であることから，PER の AMPA 受容体抑制効果は非競合的であることが示唆された[2)]．AMPA 受容体には GluR2 を含む Ca 非透過型チャネルと，GluR2 を含まない Ca 透過型チャネルが存在しているが，PER はこの両タイプの AMPA 受容体に対し同等の阻害効果を示す[3)]．この Ca 透過型チャネルと非透過型チャネルに同等の結合力を示すことは，PER がアロステリックモジュレーターであることを示す実験結果でもある．

AMPA 受容体に対する PER の阻害効果は，AMPA 受容体内臓イオンチャネルの開口状態と脱感作でも影響を受けなかった[1)2)]．すなわち，他の焦点性てんかんに有効な Na チャネル阻害薬のような use-dependency はなく，PER の AMPA 受容体阻害効果は神経活動に影響されるものではないため，てんかん発作によるグルタミン酸の遊離が増加した環境でも，変化しない非発作時でも，一定した AMPA 受容体阻害効果が期待できることを意味する．

海馬スライスでは，Schaffer collaterals を電気

表 1. 抗てんかん薬のけいれん・てんかんモデルに対する抑制効果

	MES	PTZ	キンドリング	自然発症欠神てんかんモデル(GAERS)
PER	↓	↓	↓	↓
CBZ	↓	→	→	↑
VPA	→	↓	↓	↓
LEV	→	→	↓	↓

↓:抑制, →:効果なし, ↑:増悪

刺激し，海馬 CA1 領域で測定される fEPSPs に対して PER は強力な抑制効果を示し(IC$_{50}$=230 nM)，3 μM で完全にブロックした．しかし，fEPSPs の NMDA 受容体成分に対しては 10 μM でも効果がなかった[4]．NMDA 受容体同様にカイニン酸受容体成分に対しても PER は効果がなかった．この AMPA 受容体関連性の神経伝達抑制は，他の BBB 通過性 AMPA 受容体阻害薬と比較し，非常に強力であった．

その他，抗てんかん作用に寄与し得るグルタミン酸受容体，トランスポーター，酵素などの分子に対する効果も確認されていない[2]．

以上より，PER は in vitro 実験から得られるプロファイルとして，強力かつ選択的な AMPA 受容体に対するアロステリック阻害薬といえる．

4 ペランパネルのけいれん・てんかんモデルに対する特徴(in vivo)

PER, CBZ, VPA, LEV のけいれんとてんかんモデルに対する発作抑制効果を**表1**にまとめる．

抗てんかん薬開発のゴールドスタンダードスクリーニングである最大電撃けいれん(MES)とペンチレンテトラゾール誘発性けいれん(PTZ)に対し，PER は抑制効果を示した[2]．このけいれんモデルに対する効果は，焦点性てんかんに対する第一選択薬である CBZ が MES に対する抑制効果を示す反面，PTZ に対して効果がなく，逆に全般てんかんに対する第一選択薬である VPA が PTZ 抑制を示し，MES に対して効果がないとの特徴に鑑み，PER が焦点性てんかんと全般てんかんに対し有効である可能性を示唆する所見であった[5][6]．近年評価が高い LEV は，MES, PTZ に効果がなく[7][8]，PER とは全く逆の抗けいれんプロファイルであり，興味深い．

キンドリングに対しては，LEV, VPA と同様[9]，PER も用量依存性抑制効果を示している[2]．キンドリングの発展性に対する抑制効果は，てんかん原性抑制効果のスクリーニングと考えられており，PER はてんかん発作(発作原性)抑制だけでなく，てんかん原性に対しても抑制効果を有している数少ない抗てんかん薬であるのかもしれない．ちなみに CBZ はキンドリングに対しては効果が乏しいと考えられている[9]．

ゴールドスタンダードけいれんモデル非感受性の LEV は，自然発症てんかんモデルに対し有効であり，注目された．このけいれん非感受性の LEV が臨床開発されるきっかけとなった，自然発症てんかんモデル Genetic absence epilepsy rats from Strasbourg(GAERS)の欠神発作に対する LEV, VPA の抑制[10]と同様，PER は GAERS の欠神発作を抑制した[1]．興味深いことに，CBZ は欠神発作を増悪することがあるが，GAERS の欠神発作を増悪しており，前臨床知見と臨床的知見が一致している[11]．

おわりに

　既存抗てんかん薬の多くは，GABA伝達系機能増強作用か，電位依存性Naチャネルをuse-dependentにデジタル阻害するものが主流であった．これに対し，PERはAMPA受容体をアナログ抑制する，全く新しい機序を有する抗てんかん薬である．今後，既存抗てんかん薬では十分な抑制が得られなかった治療抵抗性てんかんへの有効性が期待されるが，加えて，副作用に関しても今後，知見を集積し，より効果的かつ安全性も高い治療法を開発する必要性が高い抗てんかん薬でもある．

〈福山孝治/岡田元宏〉

文　献

1) Rogawski MA, Hanada T：Preclinical pharmacology of perampanel, a selective non-competitive AMPA receptor antagonist. *Acta Neurol Scand Suppl*：19-24, 2013
2) Hanada T, Hashizume Y, Tokuhara N *et al*：Perampanel：a novel, orally active, noncompetitive AMPA-receptor antagonist that reduces seizure activity in rodent models of epilepsy. *Epilepsia* **52**：1331-1340, 2011
3) Barygin OI：Inhibition of calcium-permeable and calcium-impermeable AMPA receptors by perampanel in rat brain neurons. *Neurosci Lett* **633**：146-151, 2016
4) Ceolin L, Bortolotto ZA, Bannister N *et al*：A novel anti-epileptic agent, perampanel, selectively inhibits AMPA receptor-mediated synaptic transmission in the hippocampus. *Neurochem Int* **61**：517-522, 2012
5) Rogawski MA：Diverse mechanisms of antiepileptic drugs in the development pipeline. *Epilepsy Res* **69**：273-294, 2006
6) Rogawski MA, Porter RJ：Antiepileptic drugs：pharmacological mechanisms and clinical efficacy with consideration of promising developmental stage compounds. *Pharmacol Rev* **42**：223-286, 1990
7) Gower AJ, Noyer M, Verloes R *et al*：ucb L059, a novel anti-convulsant drug：pharmacological profile in animals. *Eur J Pharmacol* **222**：193-203, 1992
8) Loscher W, Rundfeldt C, Honack D：Pharmacological characterization of phenytoin-resistant amygdala-kindled rats, a new model of drug-resistant partial epilepsy. *Epilepsy Res* **15**：207-219, 1993
9) Pitkanen A：15. Prevention of epileptogenesis. In：Antiepileptic drugs 5th, eds. Levy RH, Mattson RH, Meldrum BS *et al*. Lippincott Williams & Wilkins, Philadelphia, 2002, pp.169-176
10) White HS, Woodhead JH, Wilcox KS *et al*：3. Discovery and preclinical development of antiepileptic drugs. In：Antiepileptic drugs 5th, eds. Levy RH, Mattson RH, Meldrum BS *et al*. Lippincott Williams & Wilkins, Philadelphia, 2002, pp.36-48
11) Liu L, Zheng T, Morris MJ *et al*：The mechanism of carbamazepine aggravation of absence seizures. *J Pharmacol Exper Ther* **319**：790-798, 2006

PART 2 <臨床編>ペランパネルによるてんかん治療の実際

1. てんかんの診断基準とガイドラインの変遷
   ～ペランパネルの位置付け

2. 児童・小児のてんかんの特徴と治療

3. 思春期から成人におけるてんかんの治療

4. 高齢者てんかんの特徴と治療

5. てんかんの精神症状の理解とマネジメント

6. 脳腫瘍関連てんかんにおける
   ペランパネルによるアプローチ

7. 脳炎によるてんかんとペランパネルによるアプローチ

8. てんかんにおける睡眠障害～ペランパネルによる治療

9. てんかんの薬物療法におけるアドヒアランスとQOL
   ～ペランパネルを利用する

1. てんかんの診断基準とガイドラインの変遷 〜ペランパネルの位置付け

はじめに

てんかん診断は、てんかんの定義・分類を基準におこなわれる。国際抗てんかん連盟(International League Against Epilepsy : ILAE)は1909年の創立以降、てんかんを分類・定義しているが、ILAE による定義・分類は世界中で受け入れられていることから、本稿ではその変遷を概説する。てんかんのガイドラインは、日本はもとより世界各国で作成され、臨床に用いられている。わが国のガイドラインを、ペランパネル(PER)の位置付けを含め、概観する。

1 てんかんの診断と定義

a) てんかんの診断

てんかん(epilepsy)は慢性神経疾患であり、おもな症状は再発・反復するてんかん発作(epileptic seizure)である。てんかんと診断するには、通常2回以上のてんかん発作が臨床的に認められることが必要である。ILAE によるてんかんとてんかん発作の定義は、概念的な定義が2005年に(**表1**)、操作的(実用的)臨床定義が2014年に発表されている(**表2**)。初発発作では発作が1回のみであり、その時点でてんかんか否かの診断は困難である。一方、その時点で脳波にてんかん性放電があ

表 1. てんかんとてんかん発作の概念的な定義 (ILAE 2005)

てんかん発作 epileptic seizure
脳の異常な過剰もしくは同期した神経活動にもとづく、一過性の症状・症候が生じること.
てんかん epilepsy
てんかんは、てんかん発作が生じやすい状態が持続している脳の慢性疾患と定義される。その状態により神経生物学的、認知的、心理的、社会的な影響が生じる。てんかんの定義には、少なくとも1回以上の発作の出現が必要とされる.

表 2. てんかんの操作的(実用的)臨床定義 (ILAE 2014)

てんかんとは、以下のいずれかの状態と定義される脳の疾患である.
1) 24時間以上の間隔で2回以上の非誘発性(または反射性)発作が生じる.
2) 1回の非誘発性(または反射性)発作が生じ、その後10年間にわたる発作再発率が2回の非誘発性発作後の一般的な再発リスク(60%以上)と同程度である.
3) てんかん症候群と診断されている.

る、頭部画像診断でてんかんの原因となる病変が認められる、といった場合には、再発率が高い。その後10年間で発作再発率が60%以上ということであれば、ILAE 2014 の定義ではてんかんと診断しても良いとしている。

てんかんの診断は基本的には臨床診断であり、

表 3. てんかん発作の国際分類（ILAE 2017）

焦点起始		全般起始	起始不明
意識保持	意識消失		
運動発作		**運動発作**	**運動発作**
自動症		強直-間代	強直-間代
脱力		間代	てんかん性スパスム
間代		強直	
てんかん性スパスム		ミオクロニー	**非運動発作**
過剰運動		ミオクロニー-強直-間代	動作停止
ミオクロニー		ミオクロニー-脱力	
強直		脱力	
		てんかん性スパスム	
非運動発作			
自律神経			
動作停止			
認識			
感情			
感覚			
両側性強直間代発作に進展			分類不能

焦点起始発作は，意識が保持されるか意識消失をきたしているかで分類する．発作型を記述する際には，「意識保持感覚焦点発作」，「意識消失自動症焦点発作」というように「起始」という字句は省略してもよい．意識消失焦点発作は 1981 年分類の複雑焦点発作に相当する．

多くの場合，病歴が最も重要である．とりわけ発作の目撃情報が重視される．多くの発作で意識を消失するため，患者自身は発作の様子がわからない．一方，運動兆候のない意識保持焦点発作は，患者本人のみにしかわからないことが多い．発作間欠期脳波のてんかん性放電（棘波，鋭波）は，てんかんの診断では特異度が高く，有用である．てんかん発作のタイプや重症度によりてんかん性放電の出現率はかわるため，感度は必ずしも高いわけではないことも理解すべきである．

てんかんの原因診断は，家族歴等を含めた病歴，身体所見，一般検査所見，必要に応じておこなう特殊検査所見，遺伝子検査所見，画像所見を総合しておこなう．患者ごとに必要に応じた検査を施行する．近年，MRI の進歩で，頭部 MRI は原因診断の重要な手段となっている．

b）てんかんの分類

てんかんの分類は，ILAE が設立された 1909 年以降，発表されている．てんかん発作を焦点発作と全般発作に大別する考え方は，初期から重要視されている．1981 年のてんかん発作分類，1987 年のてんかん・てんかん症候群分類が今日まで国際的に受け入れられ，臨床および研究で用いられてきた．その後，2001 年，2010 年，2014 年などに分類改訂の提案が ILAE からなされたが，広く受け入れられことはなかった．2017 年に発表された最新の分類を**表 3**に示すが，この分類が国際的に受け入れられるようになるには少し時間を要すると思われる．2000 年以降，ILAE は複数の分類案を提案したが，これまでは広く使われることはなかった．もっとも今回は改訂分類の使用を推奨しており，しばらくは改訂しない方向であるという．

2 てんかん診療ガイドライン[1]

『てんかん診療ガイドライン2018』が2018年に刊行された[1]．本ガイドラインは『てんかん治療ガイドライン2010』の改訂版で，日本神経学会が日本てんかん学会，日本神経治療学会，日本小児神経学会との協力のもとで作成した．クリニカルクエスチョンと，その答えおよび解説からなり，てんかんの診断から治療までのすべてを含む．2018年版ガイドラインは，てんかん診療に携わる医療者をおもな読者と想定しているが，てんかんを専門としない医師にも役立つように意識して作成された．2010年版ガイドラインと比較した2018年版ガイドラインにおける重要な改訂点としては，以下があげられる．1) 一部に限られるが，GRADEによる最新のガイドライン作成方法を用いた，2) 新規発症部分発作の第一選択薬がかわった，3) 妊娠可能年齢女性の抗てんかん薬選択における記述がより詳しくなった，4) てんかんと自動車運転免許に関する解説が充実した，5) 新しいてんかん重積状態の定義，段階的治療が記載された．

2018年版ガイドラインは，てんかん治療に携わる医療者を支援するものであり，有効に活用していただきたい．本ガイドラインでは標準的な診断治療法を提示したものであり，医療者の診療を制限したり規定したりするものではない．また，本ガイドライン通りに治療してもすべてが上手くいくとも限らない．診療にあたっては，個々の患者の個別の条件にもとづき適切な治療をおこなうことはいうまでもない．

a) 新規発症の部分てんかんの選択薬

てんかんは，抗てんかん薬の服用により70～80％の患者で発作は寛解する．現在，本邦では内服の抗てんかん薬は25種類以上が処方可能であり，抗てんかん薬の選択は重要な課題となっている．新規発症部分発作の第一選択薬は，2010年版ガイドラインではカルバマゼピン(CBZ)であったが，2018年版ガイドラインではCBZ，レベチラセタム(LEV)，ラモトリギン(LTG)，ついでトピラマート(TPM)，ゾニサミド(ZNS)となった．これら5剤が第一選択薬とされたのは，文献的エビデンスにおいて発作抑制効果が同等に認められることがおもな理由である．新規発症部分発作における発作抑制率の比較試験の多くは，2剤もしくは3剤をランダム化して患者に投与して発作抑制率をみるものである．これらの比較試験から有効性(発作抑制率)においては，これら5剤はほぼ同等の効果をもつと判断されたからである[2)～4)]．実臨床では患者個別の条件があるので，これらの薬剤のなかから患者条件を勘案し，投与する薬剤を選択する．最初に選んだ薬剤で発作が抑制できない，十分な効果が得られない，あるいは副作用等で投与継続ができないといった場合は，他の第一選択薬もしくは第2選択薬からつぎに投与する薬剤を選択する．

PERは焦点発作治療に有効な薬剤であり，2018年版ガイドラインにおいても焦点発作の推奨薬と位置付けられている．新規発症てんかんにおけるランダム化試験の結果が今後発表されれば，第一選択薬としての位置付けとなるであろう．脳腫瘍を原因とする焦点発作にPERは有効とされており，今後のガイドラインでは治療効果のエビデンスにもとづいてPERが取り上げられると考えられる．

b) 新規発症の全般てんかんの選択薬

新規発症の全般発作に対する選択薬は基本的にはバルプロ酸(VPA)であり，現時点での文献的エビデンスからは，全般発作における発作抑制率はVPAの優位性が示されている[5)]．したがってVPAが第一選択薬となるのではあるが，妊娠可能年齢女性については，他の薬剤を優先することを今回の2018年版ガイドラインからは記載している．妊娠中の服用による児への催奇形性，知的

発達および行動障害への影響を考慮すると，妊娠中のVPAは可能な限り避ける，もしくは低用量にする必要がある[6)〜8)]．VPAを妊娠中に使用する場合は，1日600 mg以下にすべきであるとしている．

全般発作においてもPERは2018年版ガイドラインで推奨薬とされている．全般性強直間代発作について，他の抗てんかん薬との併用により保険収載もされている．焦点発作ともに，新規発症てんかんでのランダム化試験の結果が今後発表されれば第一選択薬としての位置付けとなるであろう．強直間代発作に加えて，ミオクロニー発作にもPERが有効であるという報告が増えてきており[9)]，今後ガイドラインでも取り上げられると思われる．

c）妊娠とてんかん

2018年版ガイドラインでは2010年版ガイドライン同様，妊娠とてんかんについては詳しく解説されている．先述の通り，妊娠可能年齢女性の抗てんかん薬としては，できるかぎりVPAを避けるようにすべきであり，比較的安全性が示されている薬剤がLTGとLEVである点が記載されている[10)〜12)]．先述の通り，VPAを使う場合は600 mg以下にするようにと記載されている．VPAは全般てんかんにおいては発作抑制率において他剤よりも優位性が示されているが，妊娠中の服用による児への催奇形性，知的発達および行動障害への影響が明らかにされている．これらの点を考慮して上記のような記載となっている．また，妊娠前および妊娠中の葉酸投与についても推奨されている[13)14)]．

妊娠中の抗てんかん薬の血中濃度測定についても注意喚起がなされている．LTGは妊娠中に同量を内服していても血中濃度が低下し，しばしば半減する場合もあることが知られており[15)16)]，血中濃度低下による発作再発が危惧される．妊娠中にLTG治療をおこなっている患者においては，定期的に血中濃度を測定し，内服量を調整することが必要である．

授乳についても2018年版ガイドラインでは詳解されている．抗てんかん薬の服用中の授乳は，大部分で問題なく可能である．母親が内服している抗てんかん薬が母乳中にも含まれ，新生児に移行する．そのため，ここで問題になるのは各薬剤の母乳への移行率と新生児の薬剤代謝能力である．児の様子をきちんと観察すれば，抗てんかん薬を内服中の授乳も大部分の患者で問題なくおこなえる．これらの点についても詳しく解説されている．

d）てんかん重積状態の診断と治療

てんかん重積状態は，「発作がある程度の長さ以上に続くか，または短い発作でも反復し，その間の意識の回復がないもの」と定義されて来た（ILAE 1981年）．2015年にはILAEが新しい定義を発表し，2018年版ガイドラインではその勧告を踏襲して，けいれん性てんかん重積状態をけいれん発作が5分以上持続するものとした．またてんかん重積状態を，けいれん発作の持続時間により，早期てんかん重積状態，確定したてんかん重積状態，難治てんかん重積状態のステージに分け，各ステージに応じて，フローチャートに準拠した段階的治療をおこなうよう推奨している．

まず，てんかん重積状態における第1段階の治療薬は，ベンゾジアゼピン系薬[ジアゼパム（DZP），ロラゼパム，小児ではミダゾラム]の静注である．つぎに第2段階の治療薬は，ホスフェニトイン，フェニトイン（PHT），フェノバルビタール（PB），ミダゾラム，LEVの静注である（LEVはここでは保険適用外）．さらに，難治てんかん重積状態では通常，気管内挿管・人工呼吸が必要となることから，全身麻酔として第3段階は，ミダゾラム，プロポフォール，チオペンタール，チアミラールが推奨される．

e) 抗てんかん薬の血中濃度

2018年版ガイドラインでは，血中濃度の測定が有用な薬剤についても記載されている．血中濃度の測定が非常に有用な薬剤はLTGとPHTであり，有用な薬剤はCBZ，PB，VPA，ルフィナミド(RFN)，PERである[17]．これらの薬剤は肝代謝され，他剤との相互作用があり，個人差もあり，投与量のみでは血中濃度が予測しにくい．可能な限り血中濃度測定をおこない，投与量を設定することが望ましい．

f) 自己免疫性脳炎とてんかん

抗NMDA受容体抗体脳炎の診断と治療はどうするか，とのクリニカルクエスチョンが，2018年版ガイドラインで新設され，その解説が記載されている．自己免疫性脳炎は，急性症候性てんかん発作のみならず，くすぶり型の脳炎，脳炎後遺症としてのてんかんなど，臨床的な重要性が認識されている．

g) てんかんと自動車運転免許

2018年版ガイドラインでは，てんかん患者の運転免許に関連する事項にも言及している．てんかん患者の自動車運転に関しては，道路交通法にもとづいて適切なアドバイスを患者におこなうことが重要である．患者指導，運転免許診断書に必要な法令についても2018年版ガイドラインに記載されているので，これらを熟読して過不足のないよう診療にあたることが望まれる．てんかん患者で発作が寛解していない場合には，自動車運転は許可されないのは当然であるが，2年以上発作がない場合は主治医の診断書をもとに公安委員会が運転の可否を決定する．てんかん発作が睡眠中に限られる場合(2年以上の経過観察が必要)等，それ以外にも運転が許可される場合もあるので，2018年版ガイドラインを参考に診療にあたってほしい．

h) GRADEによるガイドラインの作成

「CQ9-2 薬剤抵抗性側頭葉てんかんにおいて側頭葉切除術を薬物療法に加えておこなうべきか」，「CQ10-1 薬剤抵抗性てんかんにおいて迷走神経刺激療法(VNS)を薬物療法に加えておこなうべきか」，「CQ10-2 薬剤抵抗性てんかんに迷走神経刺激療法をおこなう場合，高レベル刺激を低レベル刺激のどちらを用いるべきか」の3つのCQに関しては，Grading of Recommendations Assessment, Development and Evaluation(GRADE)システムを用いたシステマティック・レビューを実施し，パネル会議で推奨を決定した．パネル会議には，診療ガイドライン作成委員であるてんかん専門医(神経内科医，脳神経外科医，小児科医，精神科医)，プライマリ・ケア医，患者家族代表，弁護士などが参加した．その結果，上記CQに対しては，側頭葉切除術を提案することが推奨され，薬剤抵抗性てんかんにおいて迷走神経刺激療法を薬物療法に加えておこなうこと，低レベル刺激よりも高レベル刺激をおこなうことを提案することが決定された．

おわりに

てんかんの診断とガイドラインの変遷について概説した．PERは，今回の改訂版である2018年版ガイドラインのつぎのガイドラインから本格的に取り上げられることであろうと考えられる．

(赤松直樹)

文献

1) てんかん診療ガイドライン2018．てんかん診療ガイドライン委員会作成，日本神経学会監修．医学書院，東京，2018
2) Brodie MJ, Richens A, Yuen AW：Double-blind comparison of lamotrigine and carbamazepine in newly diagnosed epilepsy. UK Lamotrigine/Carbamazepine Monotherapy Trial Group. *Lancet* **345**：476-479, 1995
3) Brodie MJ *et al*；Levetiracetam Monotherapy Study Group：Comparison of levetiracetam and controlled-release carbamazepine in newly diagnosed epilepsy.

Neurology **68**：402-408, 2007

4) Rosenow F *et al*；LaLiMo Study Group：The LaLiMo Trial：lamotrigine compared with levetiracetam in the initial 26 weeks of monotherapy for focal and generalised epilepsy--an open-label, prospective, randomised controlled multicenter study. *J Neurol Neurosurg Psychiatry* **83**：1093-1098, 2012

5) Marson AG *et al*；SANAD Study group：The SANAD study of effectiveness of valproate, lamotrigine, or topiramate for generalised and unclassifiable epilepsy：an unblinded randomised controlled trial. *Lancet* **369**：1016-1026, 2007

6) Harden CL *et al*；American Academy of Neurology；American Epilepsy Society：Management issues for women with epilepsy-Focus on pregnancy(an evidence-based review)：II. Teratogenesis and perinatal outcomes：Report of the Quality Standards Subcommittee and Therapeutics and Technology Subcommittee of the American Academy of Neurology and the American Epilepsy Society. *Epilepsia* **50**：1237-1246, 2009

7) Harden CL *et al*；American Academy of Neurology；American Epilepsy Society：Management issues for women with epilepsy--focus on pregnancy(an evidence-based review)：III. Vitamin K, folic acid, blood levels, and breast-feeding：Report of the Quality Standards Subcommittee and Therapeutics and Technology Assessment Subcommittee of the American Academy of Neurology and the American Epilepsy Society. *Epilepsia* **50**：1247-1255, 2009

8) Meador KJ *et al*；NEAD Study Group：Cognitive function at 3 years of age after fetal exposure to antiepileptic drugs. *N Engl J Med* **360**：1597-1605, 2009

9) Crespel A, Gelisse P, Tang NP *et al*：Perampanel in 12 patients with Unverricht-Lundborg disease. *Epilepsia* **58**：543-547, 2017

10) Tomson T, Xue H, Battino D：Major congenital malformations in children of women with epilepsy. *Seizure* **28**：46-50, 2015

11) Vajda FJ, O'Brien TJ, Lander CM *et al*：The teratogenicity of the newer antiepileptic drugs- an update. *Acta Neurol Scand* **130**：234-238, 2014

12) Cunnington MC, Weil JG, Messenheimer JA *et al*：Final results from 18 years of the International Lamotrigine Pregnancy Registry. *Neurology* **76**：1817-1823, 2011

13) Harden CL *et al*；American Academy of Neurology；American Epilepsy Society：Practice parameter update：management issues for women with epilepsy--focus on pregnancy(an evidence-based review)：vitamin K, folic acid, blood levels, and breastfeeding：report of the Quality Standards Subcommittee and Therapeutics and Technology Assessment Subcommittee of the American Academy of Neurology and American Epilepsy Society. *Neurology* **73**：142-149, 2009

14) Meador KJ *et al*；NEAD Study Group：Fetal antiepileptic drug exposure and cognitive outcomes at age 6 years(NEAD study)：a prospective observational study. *Lancet Neurol* **12**：244-252, 2013

15) de Haan GJ, Edelbroek P, Segers J *et al*：Gestation-induced changes in lamotrigine pharmacokinetics：a monotherapy study. *Neurology* **63**：571-573, 2004

16) Pennell PB, Peng L, Newport DJ *et al*：Lamotrigine in pregnancy：clearance, therapeutic drug monitoring, and seizure frequency. *Neurology* **70**：2130-2136, 2008

17) Wyllie E, Gidal BE, Goodkin HP *et al* eds. Wyllie's Treatment of Epilepsy：Principles and Practice, 6th edition. Wolters Kluwer, Philadelphia, 2015, pp. 593-768

Part 2 ＜臨床編＞ペランパネルによるてんかん治療の実際

2. 児童・小児のてんかんの特徴と治療

はじめに

　現在，ペランパネル（PER）の保険適用は12歳以上であり，適用外となる小児におけるデータは少ない．しかし，薬剤抵抗性てんかんに対する使用経験や海外での複数の検討から，PERの小児における有効性や安全性が明らかになりつつある．AMPA（α-amino-3-hydroxy-5-methyl-4-isoxazolepropionate）型グルタミン酸受容体に対する非競合的拮抗という，これまでとは異なる新たな作用機序は，多彩な分子病態を特徴とする小児てんかんにおいて，成人と同等，あるいはそれ以上の有用性も期待される．本稿では，小児てんかんの特徴と薬物治療の考え方につき概説し，小児てんかんにおけるPERの今後の役割について筆者の考えを述べる．

1　小児てんかんの特徴

a）成長・発達

　最大の特徴であり，診療においてつねに念頭に置くべき事項の一つである．とくに発達は，大脳の機能的成熟過程であり，てんかんはこれと密接に関連して生ずることから，病態理解の面でも重要である．一方，繰り返す発作のみならず，その背景病態（脳波異常）や治療自体も脳機能やその成熟過程に影響し，発達臨界期が集中する幼少期にはその負担はさらに大きい．従って，小児てんかんにおいては，迅速かつ適切な評価・治療介入が求められる．

b）年齢依存的変化

　脳の成熟状況に応じて臨床表現形は大きく変化する．小児の症候群の多くは，発症年齢帯が明確に区分され[1]，同一患者でも成長とともに表現形に変化が生ずる．たとえば，乳児期にウエスト症候群を発症後，幼児期にレノックス・ガストー症候群や多焦点てんかんへ移行するなどが，その例である．てんかん性異常波も，経年齢的に出現部位が変化する傾向がみられ，乳幼児期は後頭部，幼児から学童期は中心・側頭部や前頭後頭同期，以降は前頭部に多くなる．その背景には，大脳皮質領域や神経ネットワーク発達の年齢的変化が関与している．

c）多彩な病因・病態

　遺伝子や染色体の異常，胎生期や周産期の脳障害（虚血・低酸素，出血，感染など），脳形成異常，先天代謝異常症，脳炎・脳症後遺症，神経皮膚症候群など，小児に特有な病因は多彩であり，それぞれ特徴的な病態を形成している．早期発症てんかんで多い単一遺伝子異常症では，特定の分子の異常が発症に関与するため，分子病態も特異的なも

のとなることが推定される．また，虚血や出血でも発達期脳は成熟脳とは異なる変化を示す．このような病因・病態の多様性は治療選択にも大いに影響する．

d）併存症

近年，併存症に関する理解が深まり，てんかん診療においてつねに評価・対応する重要性が強調されている[2]．発作に伴う身体的リスク，認知機能障害，心理的負担，精神症状，基礎疾患に伴う医学的リスクはてんかん全般に共通するが，発達期に生ずる知的障害，自閉症状，多動・衝動・攻撃性などの行動障害，学習障害などは小児に特異的である[3]．てんかん性異常波自体によってこのような機能が障害されるものは「てんかん性脳症」と呼ばれる．ヒプスアリスミアや睡眠時てんかん放電重積状態（Electrical Status Epilepticus during Sleep：ESES）などはその代表であるが，このような重症例に限った概念ではない．これまで「良性」とされてきたローランドてんかんや小児欠神てんかんなどでも様々な負担が生じていることが明らかになっている．つまり，小児てんかんにおいては重症度にかかわらず，てんかん病態の存在自体がつねに発達を脅やかしていることを忘れてはならない．

てんかん関連突然死（Sudden Unexpected Death in Epilepsy Patient：SUDEP）は，小児期に発症して長期罹患した若年成人に多く，小児年齢においては少ない．しかし，ドラベ症候群に代表されるチャネル異常症など，特定の病因では小児期におけるSUDEPリスクが高まることが知られている[4]．

2　小児てんかんの薬物治療

薬剤選択の基準は発作型・病型・症候群であるが，前述した通り，分子病態の多様性，年齢や発達の関与，併存症など，小児特有の配慮が必要となる．とくに発達への影響を最小限に抑えるため，スピード感をもった評価と治療介入が求められる．ただし，中心・側頭部棘波を伴う小児てんかん（ローランドてんかん）やパナエトポラス症候群など，薬物治療の不要な場合もあるため，注意を要する[5]．

a）ガイドラインにおける小児てんかんの薬剤選択

これまで国内外で複数のガイドラインが作成されているが，てんかん治療に関する高品質なエビデンスはいまだ少なく，Expert opinionなどの経験的知見が加味されたものである[6][7]．国内では，新たに『てんかん診療ガイドライン2018』が作成され，小児に関する項目も複数記載されている（表1）[8]．本ガイドラインには，基本的には英国国立医療技術評価機構（NICE）のガイドライン2012に共通するが[9]，実用面での選択優先度や根拠が端的に示されており，わかりやすい．一方，多くの薬剤抵抗性てんかんに対する治療法は未確立である．ウエスト症候群に対する副腎皮質刺激ホルモン（ACTH）療法や，とくに結節性硬化症の場合はビガバトリン（VGB），レノックス・ガストー症候群に対するバルプロ酸（VPA），ラモトリギン（LTG），トピラマート（TPM），ルフィナミド（RFN），ドラベ症候群に対するVPA，TPM，クロバザム（CLB），スチリペントール（STP）など，ある程度定型的なものもある．しかし，多剤併用治療による負担は大きいことから，短期でも発達に恒久的影響が残る場合や，限局性皮質異形成に伴うウエスト症候群などの外科治療可能例，ケトン食療法が望ましい例などの薬物以外の治療法を考慮すべき場合も多く，専門的評価が不可欠である．診断・治療の両面について迅速に専門家へ紹介する．

b）薬剤による増悪

抗てんかん薬の一部では発作が増悪することあ

表 1. 小児てんかんに対する治療薬選択

病型・症候群	第一選択	第二選択	その他	禁忌
特発性部分てんかん	CBZ VPA LEV	LTG TPM GBP CLB	(ローランドてんかん)ST	
小児欠神てんかん	VPA ESM	LTG		GBP CBZ PHT
レノックス・ガストー症候群	VPA	(VPA 使用不能 or 効果不十分) LTG ZNS TPM RFN LEV	失立：CLB 非定型欠神：ESM	GBP CBZ
若年ミオクロニーてんかん(JME)	VPA	(VPA 使用不能 or 効果不十分) LEV LTG ZNS TPM(単剤療法)	ミオクロニー：CZP 併用	GBP CBZ PHT
全般強直間代発作のみを示すてんかん	VPA	(VPA 使用不能 or 効果不十分) ZNS LTG LEV TPM(単剤療法)	(左記使用不能 or 効果不十分) CLB(併用療法)	

(以下，小児・思春期発症てんかんにおいて)

焦点/全般不明な場合の第一選択**	VPA CBZ ZNS LEV LTG			
全般てんかん VPA 後の第二選択	(VPA)	強直間代：LTG CBZ CLB LEV TPM 欠神：ESM>LTG ミオクロニー： (JME)LEV LTG TPM (その他)CZP CLB	(JME，ドラベ症候群では以下注意) LTG でミオクロニー悪化 CBZ で欠神，ミオクロニー悪化	
焦点てんかん CBZ 後の第二選択	(CBZ)	ZNS LTG LEV CLB TPM VPA GBP		

CBZ：カルバマゼピン，CLB：クロバザム，CZP：クロナゼパム，ESM：エトスクシミド，GBP：ガバペンチン，LEV：レベチラセタム，LTG：ラモトリギン，PHT：フェニトイン，RFN：ルフィナミド，ST：スルチアム，TPM：トピラマート，VPA：バルプロ酸，ZNS：ゾニサミド．なお，オクスカルバゼピン(OXC)は本稿作成時は販売中止のため省略した．
**発作症状，年齢，性別，副作用を考慮し選択．
表中の薬剤選択には，一部，保険適用外のものも含まれるため，留意すること．

(てんかん診療ガイドライン 2018[8])より改変引用)

る．とくにカルバマゼピン(CBZ)，フェニトイン(PHT)，LTG などの Na チャネル阻害薬により，欠神，ミオクロニー，脱力など，一部の全般発作型の悪化がみられることは，小児でもきわめて重要である．たとえば，ドラベ症候群では焦点発作を伴うが，CBZ や LTG は多くの発作型を悪化させ，重積化リスクを高めるため禁忌である[10]．また，ローランドてんかんを含め，幼少期に焦点てんかんで発症しても，学童期に ESES へ進展し，非定型欠神発作や認知・行動障害が急速に出現することがあり，Na チャネル阻害薬は悪化要因となる[5)11)]．このような脳波進展のない焦点てんかんであっても，CBZ により発作が悪化する例もある．さらに，思春期症例の強直間代発作に CBZ を投与したが，全般てんかんであった場合は悪化発作型が併存していることがある．このように薬剤によるてんかんの悪化には，年齢や病因，てんかん診断，患者脳の特性など，さまざまな因子が関与する．

c) 病因・病態に応じた薬物治療

遺伝子解析や神経放射線診断における近年の急

速な技術進歩により，病因診断精度は飛躍的に向上し，背景にある分子病態も明らかとなりつつある．これに伴い小児てんかんの薬物選択基準として，発作型・病型・症候群など経験的なもののみならず，確実な病因診断，遺伝子異常の同定など，科学的診断の重要性が次第に高まってきている．一部のNaチャネル遺伝子の機能獲得変異，PRRT2やKCNQ2の機能喪失変異ではNaチャネル阻害薬，GLUT1欠損症ではケトン食療法，自己免疫性てんかんではステロイドなどの免疫治療など，現在もすでに病態特異的治療の有効性・有用性がさまざまな状況で確認されている．小児では3剤目以降の発作抑制率が成人よりも高いことが知られている[12]．分子病態のバリエーションが大きいことも一因と考えられ，前薬が無効な場合，作用機序を考慮して次薬を選択することは重要である．

3 小児てんかんにおけるペランパネルの役割

a）ペランパネルの有効スペクトラム

思春期症例はもとより12歳未満の小児についても，すでに海外における複数の検討から，その有用性が報告されている[13]〜[15]．有効性の確認された発作型には，焦点発作，全般強直間代発作や，すでに有効性が高いことが知られているミオクロニー発作以外にも全般強直発作やてんかん性スパズムなどが含まれ，広い臨床的スペクトラムで効果が期待されている．病因としては，構造異常，周産期脳障害，潜因（病因不明）で効果が高く，少数例ではあるものの，特定の疾患や症候群での有効例も記載されている．進行性ミオクローヌスてんかん（Progressive Myoclonus Epilepsy：PME），レノックス・ガストー症候群，ドラベ症候群，ミトコンドリア異常症などである．

PMEについては，海外からラフォラ病[16]，ウンフェルリヒト・ルントボルク病[17]の報告があるが，わが国においても歯状核赤核淡蒼球ルイ体萎縮症の一例が報告され[18]，自験例ではゴーシェ病Ⅲ型の一例で劇的な効果を観察した[19]．特筆すべきは，その効果が発作の抑制にとどまらず，歩行が可能となった，発話がスムーズになった，微細運動が改善したなどといった，日常生活動作能力の顕著な改善により生活の質の向上が得られた点である．皮質過敏性，皮質反射性ミオクローヌスの軽減による運動機能の改善がおもな要因と考えられる．PMEは小児期発症が多いことから，患者生活の向上のためにもPERの小児期早期導入による効果が期待される．またPMEに限らず，自験例でも皮質過敏性の高いてんかんで有効例が多い印象がある．ドラベ症候群やミトコンドリア異常症，周産期脳障害などでも同様の特性をもつ例が多い．

レノックス・ガストー症候群における強直間代発作や転倒発作に対する有効性については，Auvinら[20]は13例の前方視的検討をおこない，約7割で半数以下に減少したことを報告している．さらに，認知・行動面の改善，他剤の減量・中止が可能となった症例もあり，臨床的有効性が高かったとしている．

b）有害事象，認知・行動への影響

有害事象については，成人とくらべて内容にさほど大きな違いはないが，精神症状には注意を要する．思春期においては，易刺激性，攻撃性などの出現頻度が高く，投薬中止の要因となる傾向が高いことが報告されている[15][21][22]．社会行動面における年齢的要因も大きいと思われるが，現時点で高リスク症例を予測することは困難である．低用量での開始，緩徐な増量によってリスクの軽減をはかり，慎重な観察をおこなうことが重要である．

一方，12〜17歳の思春期症例に対するPERによる認知・行動面の改善効果を検討した調査では，いずれも直接的効果は確認されなかった[23][24]．また，現時点ではPERの長期投与による認知・行動

発達への影響は不明であるが，精神・行動面での副作用による二次的影響は十分に予測される．幼少期においてはこのような副作用の検出は困難なことも多いため，丁寧な問診・診察を心がける必要がある．

おわりに

PERは，今後小児てんかんにおいても，広域スペクトラム薬としての役割のみならず，独自の作用機序により病因や病態，症候群特性など，より特異的な標的を考慮した使用や，薬剤抵抗性症例における3剤目以降の選択肢としての使用など，さまざまなニーズに対応し得る薬剤となることが期待される．有効性の期待される状況や，発達に対する長期的影響などについて，今後の検討を要する．

（日暮憲道）

文献

1) Berg AT, Berkovic SF, Brodie MJ et al：Revised terminology and concepts for organization of seizures and epilepsies：report of the ILAE Commission on Classification and Terminology, 2005-2009. *Epilepsia* **51**：676-685, 2010
2) Scheffer IE, Berkovic S, Capovilla G et al：ILAE classification of the epilepsies：Position paper of the ILAE Commission for Classification and Terminology. *Epilepsia* **58**：512-521, 2017
3) Devinsky O, Spruill T, Thurman D et al：Recognizing and preventing epilepsy-related mortality：A call for action. *Neurology* **86**：779-786, 2016
4) Goldman AM, Behr ER, Semsarian C et al：Sudden unexpected death in epilepsy genetics：Molecular diagnostics and prevention. *Epilepsia* **57**(Suppl 1)：17-25, 2016
5) Oguni H：Treatment of benign focal epilepsies in children：when and how should be treated? *Brain Dev* **33**：207-212, 2011
6) Wheless JW, Clarke DF, Carpenter D：Treatment of pediatric epilepsy：expert opinion, 2005. *J Child Neurol* **20**(Suppl 1)：S1-56, 2005
7) Wheless JW, Clarke DF, Arzimanoglou A et al：Treatment of pediatric epilepsy：European expert opinion, 2007. *Epileptic Disord* **9**：353-412, 2007
8) てんかん診療ガイドライン2018. 日本神経学会監修, 医学書院, 東京, 2018
9) The Epilepsies：The Diagnosis and Management of the Epilepsies in Adults and Children in Primary and Secondary Care. NICE clinical guideline CG137. (https://www.nice.org.uk/guidance/cg137)
10) Chiron C, Dulac O：The pharmacologic treatment of Dravet syndrome. *Epilepsia* **52**(Suppl 2)：72-75, 2011
11) Higurashi N, Hamano S, Yoshinari S et al：Nonthalamic generalization of ictal spikes in atypical absence seizures. *Pediatr Neurol* **43**：131-134, 2010
12) Berg AT, Levy SR, Testa FM et al：Remission of epilepsy after two drug failures in children：a prospective study. *Ann Neurol* **65**：510-519, 2009
13) Biró A, Stephani U, Tarallo T et al：Effectiveness and tolerability of perampanel in children and adolescents with refractory epilepsies：first experiences. *Neuropediatrics* **46**：110-116, 2015
14) De Liso P, Vigevano F, Specchio N et al：Effectiveness and tolerability of perampanel in children and adolescents with refractory epilepsies-An Italian observational multicenter study. *Epilepsy Res* **127**：93-100, 2016
15) Lin KL, Lin JJ, Chou ML et al：Efficacy and tolerability of perampanel in children and adolescents with pharmacoresistant epilepsy：The first real-world evaluation in Asian pediatric neurology clinics. *Epilepsy Behav* **85**：188-194, 2018
16) Goldsmith D, Minassian BA：Efficacy and tolerability of perampanel in ten patients with Lafora disease. *Epilepsy Behav* **62**：132-135, 2016
17) Crespel A, Gelisse P, Tang NP et al：Perampanel in 12 patients with Unverricht-Lundborg disease. *Epilepsia* **58**：543-547, 2017
18) Shiraishi H, Egawa K, Ito T et al：Efficacy of perampanel for controlling seizures and improving neurological dysfunction in a patient with dentatorubral-pallidoluysian atrophy(DRPLA). *Epilepsy Behav Case Rep* **8**：44-46, 2017
19) 田原麻由，日暮憲道，井田博幸：ゴーシェ病3型に起因する進行性ミオクローヌスてんかんに対して少量ペランパネル投与が著効した女児例．脳と発達 **50**(suppl)：5388-5388, 2018
20) Auvin S, Dozieres B, Ilea A et al：Use of perampanel in children and adolescents with Lennox-Gastaut Syndrome. *Epilepsy Behav* **74**：59-63, 2017
21) Heyman E, Lahat E, Levin N et al：Tolerability and efficacy of perampanel in children with refractory epilepsy. *Dev Med Child Neurol* **59**：441-444, 2017
22) Potschka H, Trinka E：Perampanel：Does it have broad-spectrum potential? *Epilepsia* 2018 [Epub ahead of print]
23) Lagae L, Villanueva V, Meador KJ et al：Adjunctive perampanel in adolescents with inadequately controlled partial-onset seizures：A randomized study evaluating behavior, efficacy, and safety. *Epilepsia*

57 : 1120-1129, 2016
24) Villanueva V, Majid O, Nabangchang C *et al* : Pharmacokinetics, exposure-cognition, and exposure-efficacy relationships of perampanel in adolescents with inadequately controlled partial-onset seizures. *Epilepsy Res* **127** : 126-134, 2016

3. 思春期から成人におけるてんかんの治療

はじめに

　長年，成人てんかんの薬物治療は部分発作に対してカルバマゼピン（CBZ），全般発作に対してバルプロ酸（VPA）が第一選択薬として使用されてきた．しかし1990年代以後，海外では新規抗てんかん薬が次々と上市され，てんかんの薬物治療ストラテジーが変化しつつある．わが国では海外とくらべて新規抗てんかん薬の承認・販売が遅れてきたが，2006年以降，多くの新規抗てんかん薬が使用可能となり，2016年にはペランパネル（PER）が発売された．わが国においてもてんかんの薬物治療ストラテジーの転換期を迎えたといえる．

1　ペランパネルの作用機序および薬理学的特徴

　従来の抗てんかん薬の作用機序は，CBZ，フェニトイン（PHT），VPAなどのNa^+チャネル阻害，VPA，エトスクシミド（ESM）などのCa^{2+}チャネル阻害，フェノバルビタール（PB）やベンゾジアゼピン系薬剤のGABA抑制系の増強が中心であった．PERはAMPA（α-amino-3-hydroxy-5-methyl-4-isoxazole propionate）型グルタミン酸受容体を選択的非競合的に阻害することで抗てんかん作用を示し，従来の抗てんかん薬にはない特異な作用機序を有する．

　PERはCYPによる肝代謝を受けるため，酵素誘導薬（CBZ，PHTなど）との併用により血中濃度が1/2～1/3にまで低下する（図1）[1]．PERの半減期は53～136時間で，CBZの10～26時間，VPAの11～20時間，ラモトリギン（LTG）の15～35時間，レベチラセタム（LEV）の6～8時間などとくらべて非常に長い．これらの点は，PERの有効性や副作用，さらには使用方法に影響するため，臨床上，留意すべきである．

2　ペランパネルの有効性と適応

　本邦を含むアジア太平洋地域でおこなわれた臨床試験において，12歳以上のてんかん患者の難治性部分発作に対するPERの有効性が示された[2]．それによると，発作頻度がPER 8 mg投与群で－29％，12 mg投与群で－38％と，プラセボ群の－10.8％とくらべて有意に減少した（$p=0.0003$，$p<0.0001$）．また50％レスポンダー率は，PER 8 mg投与群で36％，12 mg投与群で43.3％と，プラセボ群の19.4％にくらべて有意に高かった（$p=0.0005$，$p<0.0001$）．PER 12 mg投与群は8 mg投与群より効果が高く，用量依存的な有効性を示した．また二次性全般化発作については，発作消失率が8 mg投与群で28.1％，12 mg投与群で20.9％と，プラセボ群の6.5％とくらべて有意に高かった（$p=0.0025$，$p=0.0221$）．

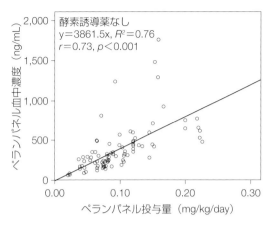 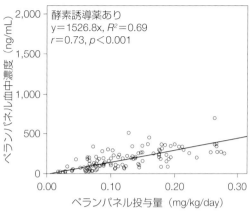

図 1. 酵素誘導薬の併用の有無によるペランパネルの血中濃度

(Yamamoto Y et al, 2017[1]より引用)

　特発性全般てんかんに対しても，PERは高い有効性を示している．海外の臨床試験において，全般性強直間代発作の発作頻度がPER投与群で-76.5%と，プラセボ群の-38.4%にくらべて有意に減少し(p<0.0001)，50%レスポンダー率もPER投与群で64.2%と，プラセボ群の39.5%より有意に高かった(p=0.0019)．強直間代発作の消失率は，プラセボ群の12.3%に対しPER投与群では30.9%だった[3]．

　実臨床からの報告[4]によると，50%レスポンダー率が9〜89%，発作消失率が0〜22%，治療継続率が43.8〜88.9%だった(表1)．報告により有効性に幅がみられるが，実臨床でも十分に有効性を示す結果となっている．

　当院の調査では，罹病期間が19年(中央値)，併用抗てんかん薬数2剤(中央値)の難治てんかん患者144名におけるPERの有効性は，6ヵ月以上の観察のもと，「発作消失」が9%，75%以上発作頻度が減少した「著効」が9%，75%未満の発作頻度の減少あるいは発作の程度の軽減などの何らかの効果が認められた「有効」が42%であった．PERにより発作消失か著効を示した症例においては，二次性全般化発作や強直間代発作，過運動発作や焦点性運動発作をもつ症例が多かった．ま

た，発作消失か著効を示した群では，酵素誘導薬を併用していない症例が多く，血中濃度が高い傾向にあった．

　焦点性てんかんの長期のPER治療経過報告によると，発作頻度が，3年以上の経過症例で-62.0%，4年以上の経過症例で-70.6%，50%レスポンダー率は，3年以上の経過症例で59.6%，4年以上の経過症例で70.6%と，PERの有効性は長期間維持していた[5]．

　特定のてんかん症候群においては，Unverricht-Lundborg病や歯状核赤核淡蒼球ルイ体萎縮症(DRPLA)などの進行性ミオクローヌスてんかんの強直間代発作，ミオクロニー発作，ミオクローヌスに対して少量のPERが効果を示すとした報告がある[6,7]．

　PERの添付文書上の適応は，部分発作(二次性全般化発作を含む)および強直間代発作に対する他の抗てんかん薬との併用療法である．PERは，AMPA型グルタミン酸受容体に対する選択的非競合的拮抗作用という他の抗てんかん薬にはない作用機序を有するため，他の抗てんかん薬で発作が抑制されない場合，第二，第三選択薬としてPERの使用を考慮することは合理的である．とくに，二次性全般化発作，全般性強直間代発作とも

表 1. 実臨床でのペランパネルの有効性と忍容性

コホート	対象数	観察期間	50%反応率	発作消失率	継続率	副作用
ドイツおよびオーストリア(2014)	281	6ヵ月	50%	15%	60%	52.0%
ドイツ, コルク(2014)	74	6ヵ月	46%	14%	70%	54%
デンマーク(2014)	22	平均8ヵ月	9%	9.1%	68%	59.1%
スコットランド(2014)	22	6ヵ月	18.2%	4.5%	58.5%	68.2%
カナダ(2013)	9	3年	—	22%	88.9%	めまい11%など
英国, ブリストル(2014)	60	14ヵ月	27% 27%(SG) 27%(CPS)	17%	75%	37%
英国, コーンウォール(2014)	24	16ヵ月	89%(SG) 75%(CPS)	8.3%	75%	めまい17%, 行動障害17%など
英国, リーズ(2014)	39	—	50%(GTC) 45%(CPS)	2.6%	70%	鎮静46%など
英国, バーミンガム(2014)	16	7～285日	18.8%	0%	43.8%	行動障害37%など
英国, マンチェスター(2014)	30	—	26%	—	63.3%	めまい26.6%など
ウェールズ(2014)	36	平均134日	66.7%	—	75%	44%
アイルランド(2014)	20	3～12ヵ月	35%	0%	50%	55%

SG:二次性全般化発作, CPS:複雑部分発作

(Trinka E et al, 2016[4]より引用)

にPERの有効性が高いため[2][3], 全身けいれん発作がある患者は良い適応となる. 臨床上, 全身けいれん発作がみられるも, 焦点性てんかんか全般てんかんかの診断を確定するのが困難な症例があるが, そのような場合もPERは他の発作型を悪化させることが少ないため, 使用しやすい. PERは用量依存的[2], 血中濃度依存的[8]に有効性を示す. 酵素誘導薬を併用していない場合, PERの血中濃度が上がりやすく, 効果を期待しやすい. 1日1回就寝前投与が可能であり, 学校や仕事などで日中の服薬が困難な思春期から成人期の患者にはメリットが大きい. 早期に単剤使用の適応が認められることが望まれる.

3 ペランパネルの副作用と使用方法

臨床試験でのPERの有害事象は, 浮動性めまい, 傾眠が多かった[2]. 浮動性めまいは用量依存的に増加したが, 傾眠は用量との関連はなかった. またPER使用中に, 攻撃性, 易刺激性, 抑うつ, 不安などの精神症状が出現することがあり, 十分な注意が必要である[9][10].

PERの添付文書上の用法は, 1日1回2mgの就寝前投与から開始し, 1週間以上の間隔をあけて2mgずつ漸増する, とされている. 症状により1日12mgまで増量可能である. 有害事象の発現はPERの増量期に多く[11], その一部は用量依存的であることから, より少量から開始するのが望ましい. また半減期が長く, 定常状態に達するまでに3週間ほど要する. 3～4週間間隔での増量は1週間間隔や2週間間隔での増量より副作用の出現が少ないとの報告[12]があり, より時間をかけて増量するのが望ましい. 具体的には, 1mgから開始し, 副作用を注意深く観察しながら1～2mgずつ3～4週間間隔で増量, 4mgでいったん効果を判定する[4]. 忍容性に問題がなく効果が不十分で

あれば，さらに1～2 mgずつ3～4週間間隔で最大耐用量まで増量する．ただし進行性ミオクローヌスてんかんでは，より少量(0.5 mgなど)での開始，増量が望ましい．副作用が出現した場合は，増量前の用量まで戻す．他の抗てんかん薬を減量することでPERが増量可能となることもあるが，PERを中止せざるを得ないこともある．

4　症例呈示

20歳代女性．家族歴，既往歴に特記事項なし．てんかんの病因は不明で，併存症はとくになし．19歳時に全身けいれん発作でてんかんを発病した．その後，左上肢のしびれから意識を失い，左偏視から全身けいれんとなる発作が出現した．脳波では発作間歇期にはてんかん性異常波は乏しいが，長時間ビデオ脳波で発作時脳波が捉えられ，右側頭部に律動性徐波が出現し，発作の進展とともに対側へ広がった．頭部MRIでは明らかな器質病変はみられなかった．焦点性てんかんと診断し，LEV，LTG，CBZが順次使用されるも，発作は週から月単位で難治に経過した．その後，CBZを中止し，LEVとLTGに併用でPERを1 mgから開始し，5 mgまで漸増したところ，発作は完全に抑制された．眠気や精神症状などの副作用もみられなかった．その後，介護職として就労している．

LEV，LTG，CBZの3種類の抗てんかん薬が無効であったが，PERが著効した．少量(1 mg)からPERを開始し，漸増(3週間以上の間隔で1 mgずつ)することで，目立った副作用はみられなかった．他剤無効例でもPERは著効することがあるが，作用機序の違いを反映しているのかもしれない．また，眠気，精神症状などの副作用が問題となることがあるが，少量ずつ使用すると副作用を管理しやすい．

おわりに

PERは，これまでの抗てんかん薬にはない作用機序を有し，他の抗てんかん薬に抵抗性を示す発作に対して高い有効性を示す．長い半減期のため1日1回投与が可能であり，日常生活における服薬の煩わしさが軽減されるため，学校や仕事のある思春期から成人期の患者にとってメリットが大きい．忍容性については，眠気や精神症状に注意が必要で，少量から開始し，ゆっくり漸増することで副作用を管理するのが望ましい．

〔西田拓司〕

文　献

1) Yamamoto Y, Usui N, Nishida T et al：Therapeutic drug monitoring for perampanel in Japanese epilepsy patients：Influence of concomitant antiepileptic drugs. *Ther Drug Monit* **39**：446-449, 2017
2) Nishida T, Lee SK, Inoue Y et al：Adjunctive perampanel in partial-onset seizures：Asia-Pacific, randomized phase III study. *Acta Neurol Scand* **137**：392-399, 2018
3) French JA, Krauss GL, Wechsler RT et al：Perampanel for tonic-clonic seizures in idiopathic generalized epilepsy：A randomized clinical trial. *Neurology* **85**：950-957, 2015
4) Trinka E, Steinhoff BJ, Nikanorova M et al：Perampanel for focal epilepsy：insights from early clinical experience. *Acta Neurol Scand* **133**：160-172, 2016
5) Krauss GL, Perucca E, Kwan P et al：Final safety, tolerability, and seizure outcomes in patients with focal epilepsy treated with adjunctive perampanel for up to 4 years in an open-label extension of phase III randomized trials：Study 307. *Epilepsia* **59**：866-876, 2018
6) Crespel A, Gelisse P, Tan NPL et al：Perampanel in 12 patients with Unverricht-Lundborg disease. *Epilepsia* **58**：543-547, 2017
7) Shiraishi H, Egawa K, Ito T et al：Efficacy of perampanel for controlling seizures and improving neurological dysfunction in a patient with dentatorubral-pallidoluysian atrophy(DRPLA). *Epilepsy Behav Case Rep* **8**：44-46, 2017
8) Gidal BE, Ferry J, Majid O et al：Concentration-effect relationships with perampanel in patients with pharmacoresistant partial-onset seizures. *Epilepsia* **54**：1490-1497, 2013
9) Ettinger AB, LoPresti A, Yang H et al：Psychiatric

and behavioral adverse events in randomized clinical studies of the noncompetitive AMPA receptor antagonist perampanel. *Epilepsia* **56**：1252-1263, 2015
10) Stephen LJ, Wishart A, Brodie MJ：Psychiatric side effects and antiepileptic drugs：observations from prospective audits. *Epilepsy Behav* **71**：73-78, 2017
11) Ko D, Yang H, Williams B *et al*：Perampanel in the treatment of partial seizures：time to onset and duration of most common adverse events from pooled phase Ⅲ and extension studies. *Epilepsy Behav* **48**：45-52, 2015
12) Villanueva V, Garcés M, López-González FJ *et al*：Safety and outcome-related factors of perampanel over 12 months in a real-world setting：The FYDATA study. *Epilepsy Res* **126**：201-210, 2016

4. 高齢者てんかんの特徴と治療

はじめに

内閣府の「平成29年版高齢社会白書」によると，2016年におけるわが国の65歳以上人口の割合（高齢化率）は27.3％であったと報告されている[1]．さらに，今後，日本の総人口自体は減少していくにもかかわらず，2036年には高齢化率は33.3％まで上昇し，3人に1人が65歳以上となる見込みである．高齢者のてんかんは，有病率が1～2％といわれており，社会の高齢化とともに患者総数は今後，増加が予想されている．

1 高齢者てんかんの疫学

高齢者てんかんの疫学について，国内ではレジストリー研究による正確な報告はない．近年，欧米における高齢者のてんかん発症率は増加していると報告されている．2005年に発表されたアイスランドにおける疫学調査では，てんかんの年間発症率は50歳代から漸増し，70歳より急峻に増加する（図1）[2]．2018年に発表されたカナダのサスカチュワン州における調査でも，アイスランドの調査と同様に，年間発症率は40歳代からゆっくりと増加し，60歳より急激に増加することが示された（図2）[3]．日本の高齢化率は欧米諸国よりも高いことを勘案すると，国内の患者総数は相当数に

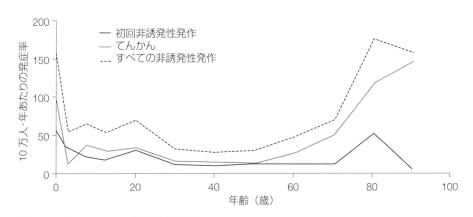

図1．アイスランドにおける疫学調査

(Olafsson E et al, 2005[2]より引用)

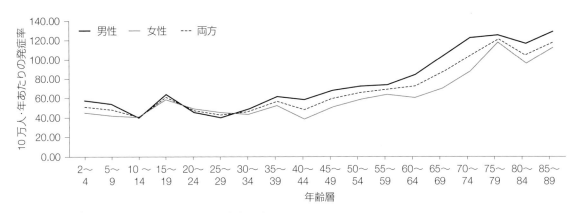

図 2. カナダのサスカチュワン州における疫学調査

(Hernández-Ronquillo L et al, 2018[3]より引用)

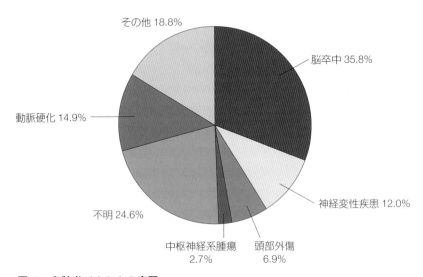

図 3. 高齢者てんかんの病因

(Hauser WA et al, 1993[4]より引用)

上るものと考えられる．

2　高齢者てんかんの原因

　高齢者てんかんの原因は様々である．幼少期から成人期にてんかんを発症し，そのまま高齢者になっても，引き続き，てんかんとして加療が継続される．全般てんかんや，幼少期から成人期に発症する脳炎後の焦点性てんかん，脳腫瘍，頭部外傷などによる焦点性てんかんが多いが，高齢者の場合，最も多い原因は脳卒中であり，割合は30～40％を占めるといわれる．動脈硬化や不明などの明確な原因のないケースも多く，いわゆる加齢が原因となって起こるてんかんがおよそ半数占める（**図3**）[4]．

3　高齢者てんかんの診断

　高齢者てんかんの診断は，発作症状，画像所見および脳波所見でおこなわれる．ここで重要なの

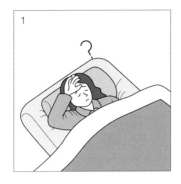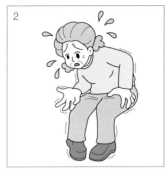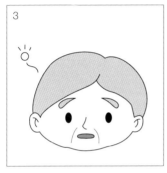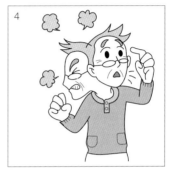

図 4. 焦点無自覚発作の特徴

は，「診断において発作症状が重要であり，画像検査，脳波検査は参考である」ということである．脳卒中などの器質的病変のあるてんかんでは，発作は脳の局所瘢痕病巣に起因するため部分発作あるいは二次性全般化による全身性強直間代発作が多い．また，時に非けいれん性てんかん重積として発症し，救急搬送されることがある．器質的病変のあるてんかんは，画像所見において皮質を巻き込む病変が確認される．脳波所見では損傷部位に応じて徐波がみられるが，そのなかに鋭波がみられることがある．

一方，加齢に伴うてんかん（高齢発症てんかん）では，その診断は難しい．画像所見には異常がない場合や，軽度脳萎縮，深部白質虚血病変といった軽微な変化しかないことが多い．脳波は，通常の外来による脳波検査では異常がないことが多く，高齢者てんかんにおいて脳波でのてんかん性異常波の感度は30〜70%とされ，高くない．後述する発作症状により明らかに診断できれば治療を開始して問題ないが，診断に苦慮する場合では，確定診断にはビデオ脳波モニタリング検査が有効であり，長時間脳波記録により発作を確認でき，また側頭部の鋭波をみつけることで診断の参考になることがある[5]．このように，検査では比較的難しい高齢発症てんかんの診断において重要なのは，特徴的な発作である．一言でいうと，発作は複雑部分発作（Complex Partial Seizure：CPS）（ILAE 1981）であり，2017年にILAEによる用語の改訂の結果，焦点無自覚発作（Focal Impaired Awareness Seizure：FIAS）と呼ばれるようになったが，具体的な発作症状としては，意識がなくなり，ぼーっとした状態である点があげられる．その詳細な特徴として，1）前兆は伴わないことが多く，自分自身で発作があったことを覚えていない，2）発作時に手先や足先，口元をかすかに動かしていることがある，3）視点はあっておらず，一点をみつめている，4）声を荒げたり，独り言をいっていることがある，といった症状（**図4**）

表1．各種抗てんかん薬の代謝

肝代謝	腎排泄	肝腎代謝
カルバマゼピン（CBZ） バルプロ酸（VPA） フェニトイン（PHT） ラモトリギン（LTG） ペランパネル（PER）	ガバペンチン（GBP） レベチラセタム（LEV） （66％） ラコサミド（LCM）	トピラマート（TPM） ゾニサミド（ZNS） フェノバルビタール（PB）

が，数分，多くは1〜2分程度継続し，さらに一部の患者では発作後のもうろう状態（呼びかけに対して反応が乏しい状態）が数時間〜数日継続することがある，といったところである．このあたりが認知症との鑑別が難しい理由の一つであり，また報告によると，5〜64％のアルツハイマー病にてんかんの合併があることも知られており，その診断を益々難しくしている[6]．

4　高齢者てんかんの治療

　高齢者てんかんは，いったん診断されるとその発作は抗てんかん薬によりほぼコントロールされる．治療は，『てんかん診療ガイドライン2018』[7]にある「高齢発症てんかんでの選択薬はなにか」が参考になる．これによると合併症・併存症がない高齢者の部分発作には，カルバマゼピン（CBZ），ラモトリギン（LTG），レベチラセタム（LEV），ガバペンチン（GBP）が推奨される．一方，合併症・併存症がある高齢者の部分発作には，LEV，LTG，GBPが推奨される．もっとも，多くの高齢者には併存症のあることが知られており，厚生労働省の「平成26年社会医療診療行為別調査」によれば，70歳以上で平均2.5疾患，75歳以上で平均服用薬剤数は4剤に上る[8]．そのため，相互作用の多いCBZの使用には慎重を期すべきである．また平成30年8月現在，GBPは本邦では併用療法でのみ認められているため，最初に考慮すべき薬剤はLEVもしくはLTGということになる．同様の結果が米国エキスパートオピニオン2016の高齢者てんかんの治療において紹介されており，LEV，LTG，ラコサミド（LCM）の順で推奨されている．高齢者てんかんでは，基本的に1剤目の抗てんかん薬で発作がコントロールされるので，治療のうえで重要なのは，高齢者では各種臓器機能や予備能の低下，服用薬剤との相互作用を勘案することである．すなわち，すでに軽度肝機能障害がある場合は肝代謝の抗てんかん薬を避けるべきである．各種抗てんかん薬の代謝については表1に示す．

5　ペランパネルが有効であった高齢者てんかんの一例

　症例：63歳女性．50歳を過ぎたころより動作が突然停止し，1〜2分間反応のないことがたびたびあるのに夫が気付く．近医を受診し，MRIや脳波の検査を施行するも異常は認められなかった．症状より主治医がフェニトイン（PHT）/フェノバルビタール（PB）配合錠を処方した．しかし，週1回の複雑部分発作は全くコントロールされず，2015年に当院に紹介．PHT/PB配合錠からLEVに変更したところ，発作は月1回程度に若干減ったものの消失はせず，LEVを3,000 mgにまで増量した．その後，CBZを併用すると発作は激減したものの，年数回程度認められたため，PERを2 mgから漸増，最終的に6 mgにて現在1年以上発作

が抑制されている.

このように薬剤難治性の高齢発症てんかんもしばしば存在する.PERの併用によりコントロールされることを考えると,興奮性シナプス後膜に存在するAMPA(α-amino-3-hydroxy-5-methyl-4-isoxazolepropionate)受容体を遮断するPERは,LEVやCBZといった薬剤と併用する場合には合理的併用療法であるといえる.

おわりに

高齢者てんかんは,日本の高齢化とともに今後増えることが予想される.しかしまだその発作が社会に十分に認知しておらず,疾患の社会への啓発が必要である.

（久保田有一／中本英俊）

文 献

1) 平成29年版高齢社会白書. 内閣府
2) Olafsson E, Ludvigsson P, Gudmundsson G et al：Incidence of unprovoked seizures and epilepsy in Iceland and assessment of the epilepsy syndrome classification：a prospective study. *Lancet Neurol* **4**：627-634, 2005
3) Hernández-Ronquillo L, Thorpe L, Pahwa P et al：Secular trends and population differences in the incidence of epilepsy. A population-based study from Saskatchewan, Canada. *Seizure* **60**：8-15, 2018
4) Hauser WA, Annegers JF, Kurland LT：Incidence of epilepsy and unprovoked seizures in Rochester, Minnesota：1935-1984. *Epilepsia* **4**：453-468, 1993
5) Tolchin B, Lee JW, Pavlova M et al：Diagnostic yield of ambulatory EEGs in the elderly. *Clin Neurophysiol* **128**：1350-1353, 2017
6) Subota A, Pham T, Jetté N et al：The association between dementia and epilepsy：A systematic review and meta-analysis. *Epilepsia* **58**：962-972, 2017
7) てんかん診療ガイドライン2018.「てんかん診療ガイドライン」作成委員会, 医学書院, 東京, 2018
8) 平成26年社会医療診療行為別調査. 厚生労働省

5. てんかんの精神症状の理解とマネジメント

はじめに

図1に示す通り，てんかんの精神症状を考える場合，①てんかん発作そのものが引き起こす精神科的問題，②てんかんの原因となっている基礎疾患が引き起こす精神科的問題，③抗てんかん薬が引き起こす精神科的問題に，④てんかんがもたらす社会心理学的問題を加えた4つの要素を考える必要がある．本稿では，おもに③抗てんかん薬が引き起こす精神科的問題に焦点を絞り，論じる．

1 てんかんの原因となった病態が精神症状をも引き起こしている場合

脳炎，脳腫瘍，頭部外傷，周産期障害など，てんかんを引き起こす原因となる疾患は，少なからず同時にそれ自体が精神症状を引き起こす．また乳幼児期の広範な大脳へのダメージは，てんかんの原因になるとともに知的障害の原因にもなり，さらにこの知的障害は脱抑制などの攻撃性の原因ともなる．抗NMDA受容体脳炎では，激しい不随意運動や精神病が出現し，そうした症状は必ずしもてんかん発作の有無とは相関しない．

2 てんかん発作自体が精神症状の原因となる場合

この代表的な例は，発作周辺期精神症状と呼ばれている状態である．発作後精神病，発作後うつ病，aura continuaとしての精神症状などが代表的で，頻度も比較的高い．発作後精神病は，典型例としては，焦点性意識減損発作ないしは両側性強直間代発作が群発したのち，1〜2日の清明期を経て急速に躁状態となり，1〜3日で錯乱性精神病が出現するもので，宗教的・性的な内容の幻覚妄想，暴力・自殺傾向が強く認められ，可及的すみやかに精神科施設での隔離を要する．てんかん発症後，平均十数年以上経過して発症し，ほとんどが側頭葉てんかんで出現する．軽躁状態を示す初期であれば強力な催眠作用のある薬剤によって頓挫させることが可能である．発作後うつ病は，おもに意識減損発作後，数日から1〜2週間に及ぶ抑うつ状態が観察されるが，特発性のうつ病とくらべるといらいら感が目立つ．発作間欠期のてんかん性不機嫌症とは移行関係にある．Aura continuaとしての精神症状でとくに目立つのは，ictal fearの重積である．1時間あたり3〜4回以上のictal fearがあれば，発作と発作の間も不安・恐怖は消えずに連続的となることが多く，しばしば患者は性格変化を起こしたような不穏状態となる．多くはナトリウムチャネル遮断薬が劇的に精神症状を消失させるが，時にきわめて強い離人感のためにカプグラ症状様の症状が出現する場合もある．また抗てんかん薬が奏効しない場合，外科的手術が必要となる事例も存在する．このようなてんかん

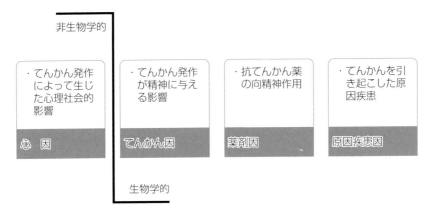

図 1. てんかんの精神症状

発作自体が精神症状を引き起こす病態では，強力な抗てんかん薬の投薬で発作を抑制することが同時に精神症状の治療にもなることになる．

Aura continua としての精神症状に発症機序が近いのは非けいれん性てんかん発作重積状態で，なかでも細川の ictal stupor あるいは spike-wave stupor は急性錯乱の形を取ることがある．Ictal stupor は典型的には発動性の極端な低下という形を取ることが多いが，時にせん妄様の激しい行動を伴う錯乱の形でてんかんの既往歴のない人にも出現する場合もあり，注意を要する．

なお，発作間欠期精神病については次項を参照していただきたい．

3 抗てんかん薬が精神症状の原因となる場合

発作間欠期精神病では，必ずしも発作の抑制が精神症状の抑制につながるわけではない．いわゆる交代性精神病では，てんかん発作が抑制されるとそれと交代するように精神病が出現する．発作後精神病の持続時間が数日から長くても数週間であるのに対し，発作間欠期精神病は持続期間が数週間から数ヵ月に及び，また背景となるてんかんも側頭葉てんかんとは限らず，全般てんかんも含むより広範なてんかんで出現し得る．ゾニサミド（ZNS），トピラマート（TPM），フェニトイン（PHT）で交代性精神病が引き起こされた場合には，カルバマゼピン（CBZ），ラモトリギン（LTG）に，エトスクシミド（ESM）の場合にはバルプロ酸（VPA）に置換することがエキスパートの間ではおこなわれているが，最初の1剤で発作を抑制できるような容易に抑制可能なてんかんでは，いずれの薬剤で発作が抑制されても精神症状が出現することはほとんどなく，薬剤の特性のみで精神症状が引き起こされるわけではない．てんかんの状況とも密接に関連しているという意味で，交代性精神病は「2. てんかん発作自体が精神症状の原因となる場合」と「3. 抗てんかん薬が精神症状の原因となる場合」の中間の病態と考えるべきであろう．

ペランパネル（PER）は，知的障害を背景として，用量を6 mg以上で使った場合に，一部で攻撃性の増大を引き起こすことが知られている[1,2]．

a）事例1（図2）

38歳男性．非ヘルペス性脳炎を起こし，以降，強直間代発作が週1回出ている状態で来院．様々な抗てんかん薬の投与にもかかわらず発作の頻度がかわらないため，薬剤調節を希望して3ヵ月後に当科に転院となった．CBZ 600 mg，レベチラセタム（LEV）2,000 mgの投与で強直間代発作は月1回程度にまで減少したものの完全寛解には至らないため，PER投与を開始した．総IQは57，

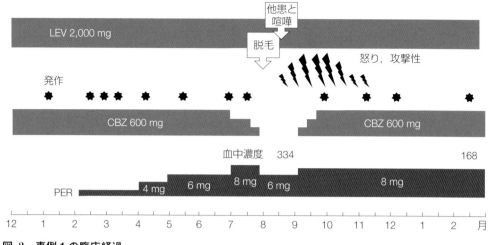

図 2. 事例 1 の臨床経過

言語性 IQ は 54, 動作性 IQ は 68. 5 ヵ月かけて PER を 8 mg まで増量したが, 発作の寛解は得られなかった. そのため PER の濃度を上げることを目的に CBZ 投与を中止し, 同時に PER の濃度が上がりすぎないよう 6 mg に減量したところ, 強直間代発作は消失した. しかし, 最初は円形脱毛症が出現, その後, 同室患者のいびきがうるさいなど以前は気にしていなかった様々のことに怒り出すようになり, スタッフに暴言を浴びせ, 家族にも些細なことで爆発を繰り返すようになったため, 再び CBZ を開始したところ, 攻撃性はすみやかに消失した. PER は, CBZ 服用時は 168 ng/mL であったのが, CBZ 中止時には 334 ng/mL に増えていた.

PER による精神症状は, LEV や TPM などの精神症状を引き起こしやすいとされている薬剤を併用していても, 付加的には悪化しないとされている.

LEV による精神症状も同様にいらいら感・攻撃性の増大が特徴だが[3], 病歴の長さや知的障害の有無などとは無関係に出現する傾向がある.

b) 事例 2 (図 3)

19 歳女性. 若年ミオクロニーてんかん. 13 歳時, 運動中に大発作で初発. 数回の大発作後, VPA を投与開始. 以降, 6 年間発作は出現しないまま経過している. 当院来院 6 ヵ月前に将来の妊娠のことも考え投薬を継続しても良いか打診したところ, はっきりとした返事がなかったため転医. LTG への変更を提案され, VPA の投与量はそのままで LTG の増量をおこなったところ, 立て続けに 3 回の大発作があり, さらに「後ろを振り向くとふわーっとぼやけて気持ちが悪くなる」との訴えも加わり, 紹介受診となった. 真偽不明の「頸椎の骨が曲がっている」との指摘を他院でされ, それとの関連も精査するために入院治療を提案されている. LTG の濃度が 16 μg/mL となっていたため投与を中止したところ, このふわふわ感はすみやかに消失した. しかしやはり将来の妊娠を考慮するということで, VPA を中止し LEV 1,000 mg に置換したところ, 次第に家人への不機嫌・八つ当たりが目に余るようになったため, 投与後半年で LEV の投与は中止となった. 中止後, VPA を再び投与し, 症状はすみやかに回復している.

おわりに

てんかんと関連する精神症状についてはエビデ

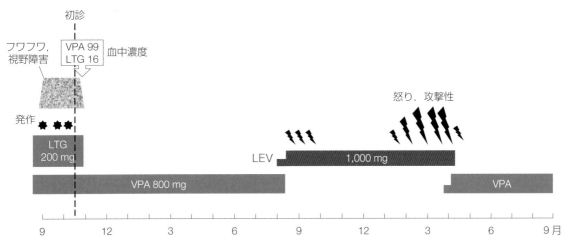

図 3. 事例 2 の臨床経過

ンスが圧倒的に不足しており，たとえば有名なLEVによる精神病を強調したChenらの報告[4]は，わずか14例を対象とした比較検討によるもので，Mulaらによる多数例での比較検討[5]の結論とは異なっており，鵜呑みにすべきではないと考えられる．『てんかん診療ガイドライン2018』における精神症状の項目も同様であり，この論考も含め，いくつかの論考を複数検討し，目の前の臨床的問題に対処する必要がある．

（兼本浩祐）

文 献

1) Villanueva V, Majid O, Nabangchang C et al：Pharmacokinetics, exposure-cognition, and exposure-efficacy relationships of perampanel in adolescents with inadequately controlled partial-onset seizures. *Epilepsy Res* **127**：126-134, 2016
2) Chung S, Williams B, Dobrinsky C et al：Perampanel with concomitant levetiracetam and topiramate：Post hoc analysis of adverse events related to hostility and aggression. *Epilepsy Behav* **75**：79-85, 2017
3) Kato H, Fukatsu N, Noguchi T et al：Lamotrigine improves aggression in patients with temporal lobe epilepsy. *Epilepsy Behav* **21**：173-176, 2011
4) Chen Z, Lusicic A, O'Brien TJ et al：Psychotic disorders induced by antiepileptic drugs in people with epilepsy. *Brain* **139**：2668-2678, 2016
5) Mula M, Trimble MR, Sander JW：Are psychiatric adverse events of antiepileptic drugs a unique entity? A study on topiramate and levetiracetam. *Epilepsia* **48**：2322-2326, 2007

6. 脳腫瘍関連てんかんにおけるペランパネルによるアプローチ

はじめに

てんかんの原因疾患のなかで脳腫瘍の占める割合は低く，4～7％と報告されているが[1]，一般人口と比較した脳腫瘍のてんかん発生の相対リスクは40倍であり，脳血管障害や外傷などの他疾患とくらべて最も高い[2]．脳腫瘍関連てんかんは局在関連性てんかんであり，発作型はおもに部分てんかんである．『てんかん診療ガイドライン2018』による部分発作の第一選択薬としてはカルバマゼピン（CBZ），ラモトリギン（LTG），レベチラセタム（LEV），ゾニサミド（ZNS），トピラマート（TPM）があげられ，第二選択薬としてはフェニトイン（PHT），バルプロ酸（VPA），クロバザム（CLB），クロナゼパム（CZP），フェノバルビタール（PB），ガバペンチン（GBP），ラコサミド（LCM），ペランパネル（PER）が推奨されている[3]．薬剤の選択は「発作型およびてんかん診断をもとに患者の個別条件を勘案して行う」と解説されており，これら多数の薬剤から個々の症例に対する最適な薬剤を選択することになる．患者の個別条件は様々であるが，脳腫瘍症例では良性または悪性によっても条件は大きく異なる．てんかん合併率が高い良性脳腫瘍の代表である胚芽異形成性神経上皮腫瘍（Dysembryoplastic neuroepithelial tumor：DNT）や神経節膠腫（Ganglioglioma）の多くは薬剤抵抗性であり，難治性てんかんとして外科的治療が施行されている．術後のてんかん寛解率は70～80％と良好であり，これら良性脳腫瘍のてんかんコントロールは外科的治療が重要な役割を担う[4]．

一方，悪性脳腫瘍である神経膠腫では抗腫瘍治療と並行して抗てんかん薬の投与を要する症例が多く，生命予後の改善が最大目標であるが，抗てんかん治療も抗腫瘍治療を遂行するうえで重要な役割を果たす．そのため，神経膠腫では抗てんかん薬の選択は重要な課題である．そこで本稿では，神経膠腫に対する抗てんかん薬において，抗てんかん作用のみならず抗腫瘍効果も期待されているPERについて解説する．

1 神経膠腫とてんかん

神経膠腫は悪性度によりてんかん発症率が異なり，長期経過を有する低悪性度神経膠腫では75％，最も悪性度の高い膠芽腫であれば29～49％と報告されている[5]．また，全治療経過中では50～90％の症例にてんかん発作を認めており，さらに15～40％の症例は薬剤抵抗性の難治例とされる[5]～[7]．

近年，神経膠腫におけるてんかん発生機序にグルタミン酸の関与が指摘されている．グルタミン酸は興奮性シナプス伝達に関与する重要な興奮性伝達物質であるが，細胞外に過剰に産生されると

強い興奮毒性をもたらす．このため，過剰なグルタミン酸は星状膠細胞のグルタミン酸トランスポーターによって排除される．神経膠腫例ではこのトランスポーターの発現低下が認められ，また神経膠腫細胞によるグルタミン酸の放出も加わり，シナプス間隙に過剰なグルタミン酸が蓄積することになる．この過剰なグルタミン酸はシナプス後膜に存在するグルタミン酸受容体を興奮させた結果，周囲の神経細胞に興奮性神経細胞死をもたらして浸潤性増殖する[8]．すなわち，神経膠腫におけるてんかん発作は腫瘍細胞の浸潤性増殖，活動性に関与しているものと考えるべきであり，てんかんコントロールも治療評価項目とすべきとの報告もある[9]．

このグルタミン酸受容体であるが，α-amino-3-hydroxy-5-methyl-4-isoxazolepropionate (AMPA)型が膠芽腫において発現していることが報告されている[10]．このAMPA型グルタミン酸受容体はAktのリン酸化に関与しており，腫瘍細胞の浸潤性増殖を促進することが判明している[11]．新規抗てんかん薬であるPERはこのAMPA型グルタミン酸受容体の活性化を選択的に阻害する非競合的拮抗薬である．また，抗てんかん作用のみならず前述の通りAMPA型グルタミン酸受容体の阻害作用は，抗腫瘍効果を発揮する可能性がある．

2　神経膠腫とペランパネル

神経膠腫の難治性てんかんに対するPERの有効性が報告されている．Vechtら[12]は，神経膠腫における薬剤抵抗性の難治性てんかん12例に対してPERを投与した結果，発作消失6例，50％減少3例と良好な成績であり，てんかんコントロール率は75％であったと報告している．また高次脳機能に関しては，評価可能であった8例中6例(75％)に改善を認めた．投与量の中央値は8mgで，副作用は6例(50％)に認められ，おもに浮動性めまい，傾眠などであった．この報告では抗てんかん作用のみの評価であったが，Izumotoら[13]は画像評価を加えたPERによる抗腫瘍効果を報告している．難治性てんかんを有する神経膠腫12例にPERを投与し，評価可能であった10例で抗てんかん作用と抗腫瘍効果を検討したところ，抗てんかん作用の内訳は発作消失6例，50％減少4例で，てんかんコントロール率は100％であった．また抗腫瘍効果に関しては，MRIにおけるFluid-attenuated inversion recovery(FLAIR)高信号域の体積を評価したところ，評価可能であった9例中8例(89％)で縮小を認め，さらにこの腫瘍体積縮小はPERの血中濃度と相関関係が示された．登録された症例にはテモゾロミドやベバシズマブの併用投与例も認めるため，厳密にはPER単独の抗腫瘍効果とは断定できないが，今後のさらなる検証が期待される結果であった．

神経膠腫に対するAMPA型グルタミン酸受容体阻害による抗腫瘍効果に関し，PER同様の機序を有するtalampanelを用いた臨床試験が報告されている．Iwamotoら[14]は再発の悪性神経膠腫30例(膠芽腫22例を含む)に対するtalampanel単独投与による治療成績を報告している．この結果では1例に画像評価において腫瘍縮小効果を認めたが，放射線治療後9ヵ月の症例であり，talampanelによる抗腫瘍効果よりも治療経過を観察していた可能性が考察されている．全体的な評価として無増悪生存期間，全生存期間とも延長効果は示されなかった．つぎにGrossmanら[15]は初発膠芽腫に対して，テモゾロミドを使用した放射線化学療法にtalampanelを併用した試験の結果を報告した．72例の初発膠芽腫が登録され，全生存期間中央値は18.3ヵ月であった．この成績を18〜70歳までの症例で再調整し，対照群(European Organisation for Research and Treatment of Cancer：EORTC RT＋TMZ data)と比較すると，生存期間は20.3ヵ月(対照群14.6ヵ月)と延長を示した．2年生存率も41.7％(対照群26.5％)であり，

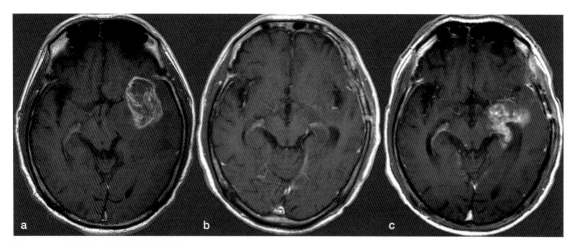

図 1. 64 歳男性　左側頭葉膠芽腫
　　　a）初診時．b）初期治療終了後．c）再発時．

talampanel 併用群の治療成績は良好であった．O^6-methylguanine-DNA methyltransferase（MGMT）のメチル化に関しては talampanel 併用群 29％，対照群 43％であり，テモゾロミドによる抗腫瘍効果の影響は少ないものと考えられた．talampanel 併用による有害事象は許容範囲内であり，初回標準治療に対する talampanel 併用療法の有効性が示唆された．また，talampanel は血中濃度半減期が 3〜4 時間と比較的短時間であるが[16]，PER は 105 時間と長時間型であるため[17]，より強力な抗腫瘍効果を発揮する可能性もある．今後の PER による抗腫瘍効果に関して，臨床試験等での検討が期待される．

3　症例呈示

症例 1：64 歳男性．失語，てんかんの精査にて左側頭葉の膠芽腫と判明した．てんかんに対しては LEV 1,000 mg を投与し，開頭腫瘍摘出術後，テモゾロミドを用いた放射線化学療法をおこなった．術後 14 ヵ月で再発し，ベバシズマブに変更するも効果は乏しく，Best Supportive Care に移行した．この時点よりてんかん発作が再燃したため，PER 併用を開始．4 mg でてんかん発作は消失した（図 1）．

積極的治療が終了した段階においても，抗てんかん治療は緩和的観点からも重要であり，より良い終末期を過ごすためにも優先度の高い治療である．Pace ら[18]は高悪性度神経膠腫 157 例の終末期を調査したところ，腫瘍死の 1 ヵ月以内に 36.9％の症例にてんかん発作が生じていることを報告し，抗てんかん治療の重要性について述べている．

症例 2：72 歳男性．てんかん発作の精査にて右前頭葉腫瘍を認め，当科紹介となった．画像所見上，低悪性度神経膠腫と判断して治療介入を説明するも，経過観察を希望したため，抗てんかん治療として LEV 1,000 mg を投与した．以降，てんかん発作は消失するも数年の経過で腫瘍は緩徐増大傾向を示し，てんかん発作も再燃した．再度，積極的な治療介入を説明したが，抗てんかん治療のみの継続を希望したため，PER を追加した．この結果，PER 4 mg の併用でてんかん発作は消失し，現在も投与継続中である（図 2）．

本症例では病理診断の確定は得られていないが，臨床経過，画像所見より低悪性度神経膠腫として矛盾はなく，標準的方針としては積極的治療の介入が推奨される．しかし，抗てんかん治療のみを希望された場合，抗腫瘍効果も期待できる

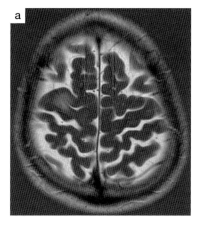
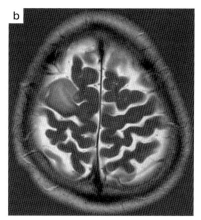

図 2. 72 歳男性　右前頭葉低悪性度神経膠腫
　a）初診時．b）増大時．

PER が選択肢としてあげられる．

　抗てんかん薬の処方に関して，これまでは第一選択薬を単剤極量まで増量し，なるべく多剤併用を避ける方針であったが，近年では作用機序の異なる抗てんかん薬を追加する合理的多剤併用療法が推奨される傾向にある[3]．PER はシナプス後膜の AMPA 受容体を阻害する薬剤であり，他抗てんかん薬と類似性の乏しい作用機序を有するため2剤目として選択しやすい薬剤である．

おわりに

　脳腫瘍関連てんかんにおける PER によるアプローチについて解説した．PER は AMPA 型グルタミン酸受容体の活性化を選択的に阻害する非競合的拮抗薬であり，神経膠腫例において抗てんかん治療のみならず抗腫瘍治療としても期待されている．また，他の抗てんかん薬と異なる新しい作用機序を有しているため，多剤併用療法として選択しやすい薬剤であるといえる．

（奥田武司/加藤天美）

文　献

1) Forsgren L：Epidemiology and prognosis of epilepsy and its treatment. In：The treatment of epilepsy, 2nd edition. eds Shorvon S, Perucca E, Fish D et al, Blackwell, Malden, pp.21-42, 2004
2) Lowenstein DH：Epilepsy after head injury：an overview. *Epilepsia* **50**（Suppl 2）：4-9, 2009
3) てんかん診療ガイドライン 2018.「てんかん診療ガイドライン」作成委員会編，日本神経学会監修，医学書院，東京，2018
4) Vecht C, Royer-Perron L, Houillier C et al：Seizures and Anticonvulsants in Brain Tumours：Frequency, Mechanisms and Anti-Epileptic Management. *Curr Pharm Des* **23**：6464-6487, 2017
5) van Breemen MS, Wilms EB, Vecht CJ：Epilepsy in patients with brain tumours：epidemiology, mechanisms, and management. *Lancet Neurol* **6**：421-430, 2007
6) Pallud J, Audureau E, Blonski M et al：Epileptic seizures in diffuse low-grade gliomas in adults. *Brain* **137**：449-462, 2014
7) Armstrong TS, Grant R, Gilbert MR et al：Epilepsy in glioma patients：mechanisms, management, and impact of anticonvulsant therapy. *Neuro Oncol* **18**：779-789, 2016
8) Huberfeld G, Vecht CJ：Seizures and gliomas- towards a single therapeutic approach. *Nat Rev Neurol* **12**：204-216, 2016
9) Avila EK, Chamberlain M, Schiff D et al：Seizure control as a new metric in assessing efficacy of tumor treatment in low-grade glioma trials. *Neuro Oncol* **19**：12-21, 2017
10) Ishiuchi S, Tsuzuki K, Yoshida Y et al：Blockage of Ca^{2+}-permeable AMPA receptors suppresses migration and induces apoptosis in human glioblastoma cell. *Nat Med* **8**：971-978, 2002

11) Ishiuchi S, Yoshida Y, Sugawara K et al : Ca^{2+}-permeable AMPA receptors regulate growth of human glioblastoma via Akt activation. *J Neurosci* **27** : 7987-8001, 2007
12) Vecht C, Duran-Pena A, Houillier C et al : Seizure response to perampanel in drug-resistant epilepsy with gliomas : early observations. *J Neurooncol* **133** : 603-607, 2017
13) Izumoto S, Miyauchi M, Tasaki T et al : Seizures and tumor progression in glioma patients with uncontrollable epilepsy treated with perampanel. *Anticancer Res* **38** : 4361-4366, 2018
14) Iwamoto FM, Kreisl TN, Kim L et al : Phase Ⅱ trial of talampanel, a glutamate receptor inhibitor, for adults with recurrent malignant gliomas. *Cancer* **116** : 1776-1782, 2010
15) Grossman SA, Ye X, Chamberlain M et al : Talampanel with standard radiation and temozolomide in patients with newly diagnosed glioblastoma : a multicenter phase Ⅱ trial. *J Clin Oncol* **27** : 4155-4161, 2009
16) Howes JF, Bell C : Talampanel. *Neurotherapeutics* **4** : 126-129, 2007
17) Schulze-Bonhage A : Perampanel for epilepsy with partial-onset seizures : a pharmacokinetic and pharmacodynamic evaluation. *Expert Opin Drug Metab Toxicol* **11** : 1329-1337, 2015
18) Pace A, Villani V, Di Lorenzo C et al : Epilepsy in the end-of-life phase in patients with high-grade gliomas. *J Neurooncol* **111** : 83-86, 2013

7. 脳炎によるてんかんとペランパネルによるアプローチ

1 はじめに

てんかんが難治になる要因は複数あり、てんかん発作分類ではてんかん性スパズム、てんかん分類ではWest症候群、Dravet症候群などが有名である。病因からみると遺伝子変異、脳形成異常などの構造異常、脳炎、Rasmussen症候群などの免疫介在による症例が難治となりやすい。本稿では脳炎後てんかんの病態、治療について述べる。

1 脳炎後てんかんの臨床特徴

小児期発病のてんかん586例について、てんかんの病因と1989年版てんかん症候群の国際分類との関係を検討すると、脳炎後てんかんは発病年齢とは無関係に局在関連性てんかんになりやすいことがわかっている[1]。インフルエンザ脳炎・脳症後にてんかんを発病した18症例の検討では、発作型は複雑部分発作が多く（16例）、もっとも部分発作ではあるが全般発作に似て発作持続時間は短く、側方性を示す症状は乏しかった[2]。よって、脳炎後てんかんでは全般発作に似た短い強直を示す発作であっても、焦点発作を念頭に治療薬選択を進めると良い。MRIでは18例中、5例に萎縮、2例に高信号病変を認め、脳炎終息後も高信号の炎症病態が残存している場合もある。

2 脳炎後てんかんの薬物治療の現状

脳炎後の難治局在関連性てんかん109例で、カルバマゼピン（CBZ）、フェニトイン（PHT）、ゾニサミド（ZNS）、ガバペンチン（GBP）、トピラマート（TPM）、ラモトリギン（LTG）、バルプロ酸（VPA）、フェノバルビタール（PB）、臭化カリウム（KBr）、クロバザム（CLB）の有効性を後方視的に検討したところ、短期発作抑制効果ではCBZ、CLB、KBr、VPAが優れ、長期効果ではCBZ、VPA、PHTが優れていた[3]。しかし、抗てんかん薬の中止率は60％と高く、脳炎後てんかんは薬剤抵抗性で副作用も出やすいため、中止となる場合が多いと推測している。インフルエンザ脳炎・脳症後てんかんでは18例中8例に発作が持続しており、発作がみられる症例の発作頻度は平均的には週単位と、高い[2]。脳炎後てんかんに有効な新しい機序の治療薬の開発が望まれている。

3 AMPA型GluRとてんかん原性

てんかん発病の生物学的メカニズム（てんかん原性メカニズム）は、おもに神経細胞・神経ネットワークの抑制系と興奮系のバランスが変化し、興奮性が高まることによる[4)5)]。幼弱脳のてんかん原性変化は、神経ネットワークの①急性初期変

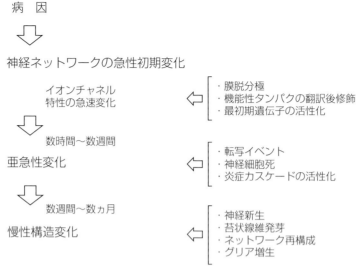

図 1. てんかんの病因から発病への分子メカニズム
(Rakhade SN et al, 2009[6] より作成)

化，②亜急性変化，③慢性構造変化に分けて考えられている（図1）[6]．①急性初期変化はイオンチャネルの活性化や，翻訳後分子修飾，最初期遺伝子の変化などからなり，②亜急性変化は神経細胞死や炎症などから，③慢性構造変化はネットワークの再構成や神経新生，グリア増生などからなる．病因が加わってからてんかん原性を獲得するまでに要する期間は病因ごとに異なっており，急性脳炎では比較的短いことが多い．てんかん原性に関係する α-amino-3-hydroxy-5-methyl-4-isoxazolepropionate receptor（AMPA 型 GluR）の変化では，翻訳後修飾の一つとしてリン酸化が低酸素性発作の数時間後に起こることが知られ，GluA2分子の発現低下が数日後に起こることが報告されている[6]．AMPA 型 GluR のリン酸化はシナプスへの AMPA 型 GluR の移動を増やし，AMPA 型 GluR 電流の増加となり，興奮性が高まる可能性を示唆する（図2）[7]．海馬スライスを用いた Picrotoxin による GABA 受容体抑制-後発射モデルにおける検討では，AMPA 型 GluR は初期の発射のみならず，その後の隣接したニューロンの発射の同期化に必要であることがわかっており，てんかん発射のはじまり，発射の広がりに重要な役割を担っていると考えられる[8]．AMPA 型 GluR 拮抗薬のペランパネル（PER）は，てんかん発作のはじまりのみならず，広がりを抑制できる可能性がある．

4　脳炎後てんかんの病態

脳炎には，ウイルスの直接的な脳侵襲による一次性脳炎と，ウイルスなどが脳に直性的には至らない免疫介在性の二次性脳炎がある[9]．一次性脳炎の代表例には単純ヘルペス脳炎，免疫介在性脳炎には非ヘルペス性急性辺縁系脳炎，抗 NMDA 受容体脳炎などがあるが，一次性であれ免疫介在性であれ，N-methyl-D-aspartate（NMDA）型 GluR に対する抗体やその他の免疫因子の関与が報告されており，脳炎後のてんかん原性メカニズムには免疫因子が関与する可能性が高い．

脳炎後のてんかん原性変化には，monocyte chemotactic protein-1（MCP-1），膜侵襲複合体，Granzyme B，IL-1β，TNF-α などの免疫因子が関与し得る[10]．ウイルス感染によるてんかんモデ

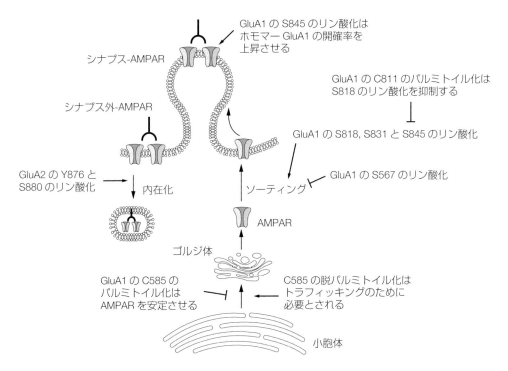

図 2. AMPA 受容体の翻訳後修飾
AMPAR, α-amino-3-hydroxy-5-methyl-4-isoxazolepropionate receptor (AMPA 型 GluR)
(Lussier MP *et al*, 2015[7] より作成)

ル動物では，IL-1β，TNF-α，IL-2 などの増加が報告されている(**図3**)[11]．

IL-1β は密着結合 (tight junction) の破壊，血管内皮細胞での NO やマトリックスメタロプロテアーゼ (Matrix metalloproteinase：MMPs) の産生を誘導して血液脳関門の透過性亢進を起こし，中枢神経系でのアルブミンの濃度上昇，神経興奮性の獲得に至るとされている．さらに，IL-1β は NMDA 型 GluR の GluN2A・GluN2B を活性化してグルタミン酸による神経変性に関与すること，グリアのグルタミン酸取り込みを抑制し，TNF-α 産生経由でグリアからのグルタミン酸放出を亢進させることで，グルタミン酸濃度をシナプス間隙で増加させ，最終的には神経興奮に導いていることが報告されている．このような作用により，IL-1β は炎症を誘導し，てんかん原性獲得・発作原性に寄与していると考えられている[10]．

TNF-α はシナプスの AMPA 型 GluR (GluA1 など) の細胞表面発現を増加させ，GABA$_A$ 受容体の細胞発現を減少させ，シナプスの興奮性を高めるとされ (**図3**)[11]～[15]，TNF-α は高濃度で AMPA による神経細胞の興奮毒性死を高め[14]，TNF-α transgenic mice は発作を起こすことが報告されている[16]．このような特性から，TNF-α は脳炎急性期以降においても徐々に神経興奮性を高めさせ，てんかん原性獲得に寄与する可能性がある．TNF-α の血管内皮に対する作用として，T 細胞の接着を増加させる働きがあり，筆者らの脳炎後てんかん症例におけるデータでは，血中 TNF-α が高値で，その結果中枢神経系への T 細胞の浸潤が増加している可能性がある[1]．

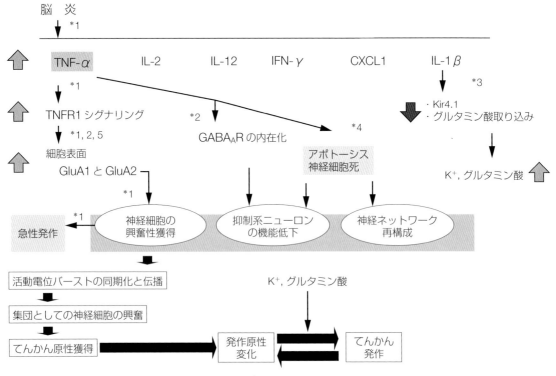

図 3. 脳炎によるてんかん原性・発作原性メカニズムの仮説
TNF-α, tumor necrosis factor-α；TNFR1, TNF receptor 1；GABA_AR, γ-aminobutyric A receptor；
*1, 文献 11；*2, 文献 12；*3, 文献 13；*4, 文献 14；*5, 文献 15

5 ペランパネルの作用

PER は AMPA 受容体の非競合的拮抗薬で，AMPA 型 GluR が病態に関与するてんかんに有用である（**図 4**）[17)18)]．脳炎後てんかん以外にも，視床下部過誤腫，低酸素性脳障害後のてんかんなどで期待される．また，PER はラットの外傷性脳損傷モデルで，炎症性サイトカインの TNF-α や IL-1β の産生を抑制し，抗炎症サイトカインの IL-10 や TGF-β1 の産生を亢進させることが報告されており，これらの抗炎症作用で，てんかん原性・発作原性の抑制，脳保護に寄与できる可能性がある[18)]．PER はラットの外傷性脳損傷モデルで，Bax や C-Cas-3 の発現を抑制しアポトーシスを抑制，マロンジアルデヒド（MDA）や 4-ヒドロキシノネナール（4-HNE）の濃度を抑制し，酸化ストレスを抑制することが報告されており，脳保護に寄与する可能性がある．

6 ペランパネルの有効例

5 歳でウイルス脳炎に罹患し，その後てんかん発作は難治に経過，多動・行為障害を併存し自宅での生活が困難になっていた．17 歳，左右の海馬由来の焦点発作が 5 回/月あり，TPM 425 mg＋LEV 3,000 mg に PER を追加，12 mg まで漸増した．4 ヵ月後には 1 回/2 ヵ月に発作減少したので TPM を 125 mg まで減量した．現在，行動も安定している．

1. AMPA 型 GluR 非競合拮抗作用
 • 視床下部過誤腫
 • TMEV 脳炎モデル
 • ピロカルピン炎症てんかんモデル

2. 炎症性サイトカイン抑制[*2]
 • 脳炎後てんかん
 • 脳形成異常によるてんかん
 • 内側側頭葉てんかん
 • 結節性硬化症

3. アポトーシス抑制作用[*2]
 • 外傷性脳障害・脳炎

4. 酸化ストレス抑制作用[*2]
 • 外傷性脳障害

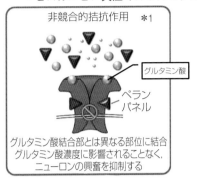

図 4. ペランパネルの作用機序
*1. エーザイ フィコンパ スライド素材集より改変引用；*2. 文献 18
（高橋幸利ら，2017[17]より改変引用）

おわりに

本稿では，おもに脳炎後てんかんの病態，治療について述べたが，PER の作用する AMPA 受容体は種々のてんかんにおいて中心的役割を担っており，脳炎後てんかんでも効果が期待される．

（高橋幸利/最上友紀子/山口解冬/山崎悦子/
吉冨晋作/美根 潤/堀野朝子/小池敬義/
大松泰生/森岡景子/福岡正隆）

文献

1) 高橋幸利，最上友紀子，山口解冬ほか：脳炎後てんかんの病態・治療．臨床精神薬理 **21**：741-749, 2018
2) Mine J, Takahashi Y, Mogami Y et al：Characteristics of epilepsy and immunological markers in epileptic patients after influenza associated encephalopathy. *Neurology Asia* **18**：35-45, 2013
3) 高橋幸利，山崎悦子，長尾雅悦ほか：脳炎・脳症後てんかんの薬物治療．*Epilepsy* **6**(suppl)：102-104, 2012
4) 高橋幸利：6：免疫．特別企画シリーズ：てんかんを分かり易く理解するための神経科学．てんかん研究 **33**：683-687, 2016
5) 高橋幸利，大松泰生：免疫とてんかん．稀少てんかん診療指標，日本てんかん学会編，診断と治療社，東京，2017, pp.23-37
6) Rakhade SN, Jensen FE：Epileptogenesis in the immature brain：emerging mechanisms. *Nat Rev Neurol* **5**：380-391, 2009
7) Lussier MP, Sanz-Clemente A, Roche KW：Dynamic Regulation of N-Methyl-d-aspartate(NMDA) and a-Amino-3-hydroxy-5-methyl-4-isoxazolepropionic Acid(AMPA) Receptors by Posttranslational Modifications. *J Biol Chem* **290**：28596-28603, 2015
8) Traub RD, Miles R, Jefferys JG：Synaptic and intrinsic conductances shape picrotoxin-induced synchronized after-discharges in the guinea-pig hippocampal slice. *J Physiol* **461**：525-547, 1993
9) 高橋幸利ほか：神経疾患と NMDA 型グルタミン酸受容体抗体．日本小児科学会誌 **118**：1695-1707, 2014
10) 高橋幸利，保立麻美子：II章 診断マニュアル，免疫介在性てんかん診断マニュアル．稀少難治てんかん診療マニュアル，大槻泰介ほか編，診断と治療社，東京，2013, pp.126-131
11) Patel DC, Wallis G, Dahle EJ et al：Hippocampal TNF a Signaling Contributes to Seizure Generation in an Infection-Induced Mouse Model of Limbic Epilepsy. *eNeuro* **4**：pii：ENEURO. 0105-17, 2017
12) Stellwagen D, Beattie EC, Seo JY et al：Differential regulation of AMPA receptor and GABA receptor trafficking by tumor necrosis factor-a. *J Neurosci* **25**：3219-3228, 2005
13) Kovács R, Heinemann U, Steinhäuser C：Mechanisms underlying blood-brain barrier dysfunction in brain pathology and epileptogenesis：role of astroglia. *Epilepsia* **53**(Suppl 6)：53-59, 2012
14) Bernardino L, Xapelli S, Silva AP et al：Modulator effects of interleukin-1beta and tumor necrosis fac-

tor-alpha on AMPA-induced excitotoxicity in mouse organotypic hippocampal slice cultures. *J Neurosci* **25**:6734-6744, 2005
15) Wigerblad G, Huie JR, Yin HZ *et al*:Inflammation-induced GluA1 trafficking and membrane insertion of Ca^{2+} permeable AMPA receptors in dorsal horn neurons is dependent on spinal tumor necrosis factor, PI3 kinase and protein kinase A. *Exp Neurol* **293**:144-158, 2017
16) Richardson R, Ledgerwood L, Cranney J:Spontaneous inflammatory demyelinating disease in transgenic mice showing central nervous system-specific expression of tumor necrosis factor a. *Learn Mem* **11**:510-516, 2004
17) 高橋幸利, 北原光, 森岡景子ほか:ペランパネル水和物. 小児科臨床 **70**:1210-1216, 2017
18) Chen T, Dai SH, Jiang ZQ *et al*:The AMPAR Antagonist Perampanel Attenuates Traumatic Brain Injury Through Anti-Oxidative and Anti-Inflammatory Activity. *Cell Mol Neurobiol* **37**:43-52, 2017

8. てんかんにおける睡眠障害 〜ペランパネルによる治療

はじめに

睡眠とてんかんの関連性については，古くから医学的関心が寄せられてきた[1]．本稿では，その研究の歴史を振り返るとともに，てんかん患者にみられる睡眠障害について概説する．また，ペランパネル（PER）の追加投与によって発作が抑制されたのみならず不眠も改善された難治てんかんの1例（自験例）を提示し，PERによるてんかん治療の意義について考察する．

1 睡眠とてんかんの関連性 〜研究の歩み

てんかんに関する最古の文献はバビロン起源のタブレット（紀元前7〜8世紀ころ）である[2]．これには，てんかんの前駆症状や発作症状のみならず，睡眠不足が発作を誘発し得ることも記載されており，その観察の鋭さに驚かされる．当時，夜間睡眠中に起こる発作には幽霊が関与すると考えられていた．しかし，それから約300年後，医学を経験科学へと発展させた医師Hippocratesは，てんかん発作が脳に起因することを看破している[3]．

19世紀後半の1873年，てんかんの近代的概念がJackson JHによって樹立された．また同時代の1885年，Gower WRは睡眠・覚醒リズムとてんかん発作との間に密接な関連性があることを記述している．その後，1950年代〜1970年代にかけてJanz Dはこの関連性をさらに詳細に検討し，睡眠・覚醒からみたてんかん3類型（睡眠てんかん，覚醒てんかん，汎発性てんかん）（後述）を提唱した．1970年代以降は，睡眠中の行動と脳波などの各種生体現象を同時記録するVideo-Polysomnography（V-PSG）が急速に進歩したことに加え，種々の脳画像検査も登場したことで，睡眠医学とてんかん学が飛躍的に発展した．また，睡眠とてんかんの密接な関連性が次々に解明されて来た[1]．

2 睡眠・覚醒からみたてんかん

前述のJanz Dは，睡眠・覚醒からみたてんかん類型（全般性強直間代発作に限る）を以下の3型に分類した[4]．

・覚醒てんかん（awakening epilepsy）：発作は朝方の起床直後と夕方に起こりやすい（てんかん全体の33%を占める）．

・睡眠てんかん（sleep epilepsy）：発作は睡眠中（とくに入眠直後の1〜2時間以内，または起床直前の1〜2時間以内）に起こりやすい（てんかん全体の44%を占める）．

・汎発性てんかん（diffuse epilepsy）：発作は，睡眠中と覚醒中のいずれでも汎発性に起こる（てんかん全体の23%を占める）．

上記3つのてんかん類型の原因をみると，覚醒

てんかんには特発性が，睡眠てんかんには特発性または症候性が，そして汎発性てんかんには症候性がおもに関与している[2]．また3つの類型の臨床経過をみると，てんかんの罹病期間が延長するにつれて，「覚醒てんかん→睡眠てんかん→汎発性てんかん」の順にてんかん類型が変化（難治化）することが知られている[2]～[5]．

3　睡眠関連てんかん

最新の睡眠障害国際分類3版[5]によれば，睡眠関連てんかん（sleep related epilepsy）は，発作が①睡眠中に起こるもの（睡眠てんかん）と，②睡眠から覚醒した直後に起こるもの（覚醒てんかん）からなる[2]．睡眠関連てんかんは，てんかん全体の77％を占めている（睡眠てんかん43％と覚醒てんかん33％の合計）．

代表的な睡眠てんかんには，夜間前頭葉てんかん，側頭葉てんかん，中心側頭部に棘波を伴う良性小児てんかん，小児良性後頭葉てんかん，Lennox-Gastaut症候群（強直発作），徐波睡眠期持続性棘徐波をもつてんかん，およびLandau-Kleffner症候群（後天性てんかん性失語）がある[4]．一方，覚醒てんかんの代表的なものには，若年ミオクロニーてんかん，欠神てんかん，および覚醒時大発作てんかんがある．

4　発作型と睡眠・覚醒

全般発作の大部分は覚醒てんかんである．全般発作は起床直後や夕刻といった覚醒レベルがやや低下した状態で起こり易い[4]．全般発作の一部には，NREM睡眠（とくにstage 2），あるいはNREM睡眠から覚醒への移行時に出現しやすいものもある[4]．

一方，部分発作の大部分は睡眠てんかんである．また，その発作はNREM睡眠中（とくにstage 2）から起こり易い[4]．神経生理学的にNREM睡眠では大脳皮質の活動性が低下するため，発作抑制機能が低下する．またNREM睡眠では，視床-皮質回路を含む脳機能全体の過同期性（hypersynchronization）（中心部鋭波や紡錘波にみられる過同期性）が亢進する．このためNREM睡眠は部分発作に対して促進的に作用すると考えられる[3]．睡眠中の部分発作の起こり易さは，大脳皮質のどこにてんかん焦点があるかにより異なり，睡眠中は前頭葉＞内側側頭葉＞外側側頭葉＞後頭葉・頭頂葉の順に部分発作が起こり易い[4]．

一般にREM睡眠では全般発作も部分発作も起こりにくい．REM睡眠では大脳皮質が脱同期（desynchronization）の状態にあるため，てんかん性興奮が伝播しにくいためである．しかし，REM睡眠ではてんかん性発射が限局しやすいため，てんかん焦点部位を診断するためには，REM睡眠における発作間欠期てんかん性発射の焦点を解析することが重要である[4]．

5　てんかんにおける睡眠障害

てんかんの外来診療において，医師は患者の睡眠について十分に留意すべきである．なぜなら，てんかん患者の自覚的睡眠障害の有病率は，健常者と比較して約2～3倍高いからである[6]～[8]．不眠や睡眠不足は発作の誘因となるだけでなく，発作によっても二次的に生じる．このように睡眠障害とてんかんの間には相互促進的関連性があると考えられる[6]～[8]．

てんかん患者の自覚的睡眠障害としては，夜間不眠（てんかん発作・てんかん性発射による中途覚醒や抗てんかん薬誘発性不眠），日中の過剰な眠気（夜間不眠がもたらす日中の眠気，抗てんかん薬誘発性眠気など），閉塞性睡眠時無呼吸症候群，睡眠時随伴症などがある[6][7]．

一方，てんかん患者の客観的睡眠障害としては，**表1**に示したようなVideo-Polysomnography（V-PSG）の特徴的所見がみられる[6][7]．これらの

表1. てんかん患者にみられるV-PSGの特徴的所見

- 中途覚醒時間の増加による総睡眠時間の減少と睡眠効率の低下
- 入眠潜時の延長
- 中途覚醒および睡眠段階移行回数の増加
- 浅眠化(徐波睡眠の減少など)
- REM睡眠の異常(出現率減少,分断,不安定性,REM潜時の延長)
- CAP(出現率上昇,CAP関連発作)

所見は,特発性全般てんかんよりも症候性局在関連性てんかんにおいて多く認められる[6)7)].

NREM睡眠の不安定性を示す微細な脳波変化として,Cyclic Alternating Pattern(CAP)が知られている.CAP出現率は,種々のタイプの不眠で上昇するが,てんかん(Lennox-Gastaut症候群や症候性局在関連性てんかんなど)においても上昇することが報告されている[6)7)9)].

夜間前頭葉てんかんでは,CAP出現率の上昇で示されるNREM睡眠の不安定性が起こり,これがてんかん発作の発現を促進するという機序が推定されている(CAP関連発作;CAP-related seizure)[9)].一方,夜間前頭葉てんかんに対して抗てんかん薬を投与すると,臨床発作は抑制されるがCAP出現率は低下しないという[10)].したがってCAPに対しては,抗てんかん薬とは別の治療的アプローチを考慮しなければならない.

なお,抗てんかん薬に関しては,その種類・用量により夜間の睡眠構造の低質化,既存の睡眠障害(例:閉塞性睡眠時無呼吸症候群)の悪化,あるいは日中の眠気の誘発などが現れ,これらがてんかん発作抑制の妨げになる場合がある.したがって,抗てんかん薬による薬物療法に際しては睡眠に対する副作用に十分に留意する必要がある[8)].

6 睡眠障害の診断〜睡眠日誌とV-PSGの重要性

てんかん診療では,てんかん発作の出現時刻と睡眠時間帯を同一紙面に記録する「睡眠日誌」[11)]がきわめて有用である.睡眠日誌は自己記入式であり,情報の客観性にはある程度の限界はあるが,睡眠日誌により発作の好発時刻,睡眠・覚醒と発作の関連性,および睡眠状況の把握が容易である.

睡眠障害の診断は通常の外来診療において可能な場合が多いが,必要に応じてV-PSGを実施することが重要である.V-PSGにより外来で見逃されていた発作が明らかになることもある[12)].

7 症例呈示

症例:43歳女性
主訴:睡眠中や起床直後に生じるてんかん発作
家族歴・既往歴:特記事項なし
診断:右側前頭葉てんかん
現病歴:10歳時,左顔面の感覚障害と左上下肢の強直から開始する全身けいれん発作が出現した.ただちに脳神経外科を受診したところ,てんかんと診断され,抗てんかん薬が開始された.しかし抗てんかん薬が2〜3剤に増加されても発作は抑制されず,複雑部分発作(左顔面の感覚障害と左上下肢の強直発作から開始して行動自動症と発声を示す持続数十秒の発作)が,数回/月の頻度で,とくに睡眠中と睡眠から覚醒した直後に多く出現した.43歳時,主治医から当科に対して発作型や発作出現頻度などに関するV-PSGによる精査を依頼された.患者は,寝付きの悪さと熟眠感欠如を訴えていた.服用中の抗てんかん薬は,カルバマゼピン(CBZ)600 mg,バルプロ酸(VPA)1,200 mg,レベチラセタム(LEV)3,000 mg/日であった.初診時脳MRI検査では,右側頭頂葉に皮質形成異常が認められた.

V-PSG所見:発作間欠期脳波検査では,右側の脳前半部焦点の棘波が,睡眠時・覚醒時ともに1〜数秒に1回の頻度で頻発していた.V-PSG(検査時間は14:50〜翌日08:50)では,右側の前頭極(Fp2)の棘波からはじまるてんかん性発射に一致

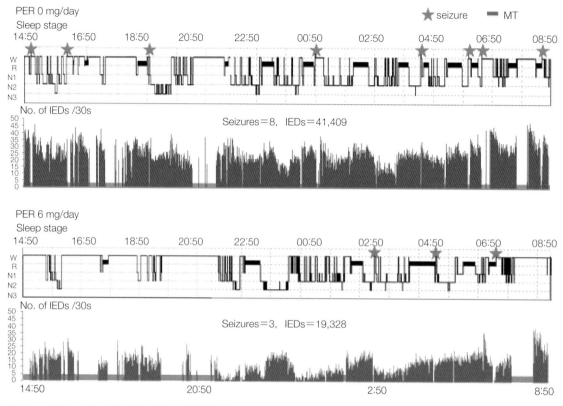

図1. ペランパネル追加投与前後の睡眠構造とてんかん発作・てんかん性発射
　上段はPER追加投与前，下段はPER 6 mg/day投与後である．V-PSG記録時間帯は上下段ともに14：50から翌日08：50までである．PER：ペランパネル，Seizures：一夜のてんかん発作，IEDs：interictal discharges（てんかん性発射），MT：movement time，★：各てんかん発作の出現時点

して，意識減損を伴う臨床発作（苦悶様表情→左下肢屈曲→左上肢拳上→左右への頸部回旋→発声）が合計8回捉えられた．発作の持続時間はいずれも20秒前後で，発作終了後，意識は数秒で回復した．なお患者は発作についての部分健忘ないしは全健忘を残した．以上の結果を踏まえ，PER（就寝前服用）を前述の抗てんかん薬に追加投与した．

図1は，PER（6 mg/day）の投与前後の睡眠構造，てんかん発作，睡眠・覚醒，およびてんかん性発射数（30秒ごとのヒストグラム）を表示したものである．発作回数はPER投与前には計8回（NREM睡眠N1で1回，NREM睡眠N2で5回，REM睡眠で2回）であったのに対し，投与後では計3回（NREM睡眠N2で2回，REM睡眠で1回）に減少した．てんかん性発射数は，PER投与前よりも投与後では半減していた（41,409個→19,328個）．一方，消灯から起床時刻までの夜間睡眠構造を比較検討すると，床上で睡眠が効率的にとれ（睡眠効率79.9%→83.4%），睡眠時間が増加し（総睡眠時間437.5分→510.5分），寝付きが良くなり（入眠潜時40.0分→13.5分），深く眠れるようになった（NREM睡眠N3 0.6%→9.1%）．Pittsburgh Sleep Quality Index（PSQI）はPER投与前の6点（異常）から2点（正常）に減少した．

要約：本症例は，難治てんかん（右側前頭葉てんかん）で，発作型は二次性全般化し得る複雑部分発作と考えられる．本症例では，PER 6 mg/day（就寝前）を追加投与することによって，臨床発

作・てんかん性発射の抑制のみならず，睡眠構造が改善された．また患者の自覚症状として，てんかん発作の減少と不眠の改善（寝付きと熟眠感の改善）がみられた．

8 てんかん治療におけるペランパネルの意義

PERはヒトにおける血中濃度が1時間以内に最大となり，またその半減期が約70時間と報告されている[13]．このようなPERの特徴を踏まえると，本剤を1日1回就寝前に投与する方法が，睡眠関連てんかんに対して有用であると期待される．すなわち就寝前投与により，PERが高い血中濃度となる時期を夜間睡眠の時間帯に設定することで，本剤の副作用の日中へのもち越しが軽減されるとともに，睡眠中および朝起床直後のてんかん発作の発現が抑制されることが期待できる．

PERが睡眠に対してどのような影響を及ぼすかについての研究はきわめて少ない[14]．

難治てんかん患者に対してPER（2～6 mg/day）を追加投与した研究[14]によれば，追加投与後3ヵ月の時点で，発作の16.7％減少に加えて，日中の眠気に影響せずに不眠症状の改善（PSQIの有意な低下）をもたらした．

一方，PERが睡眠構造に対してどのような影響を及ぼすかについての報告はなく，本稿が最初である．本症例のV-PSG所見をPER（6 mg/day）追加投与の前後で比較すると，投与後には，睡眠効率の上昇，総睡眠時間の延長，入眠潜時の短縮，および徐波睡眠の増加がみられ，これはPSQIの改善とも合致していた．

本来，てんかんの治療薬であるはずの抗てんかん薬が，その種類・用量によっては夜間睡眠の質的低下や日中の過剰な眠気を引き起こし，ひいてはQOLを低下させたり，てんかん発作の発現を促進し得ることはあまり知られていない[6)～8)15]．PERに関しては，既報[14]および本症例で得られたV-PSGデータの結果を踏まえると，本剤を比較的

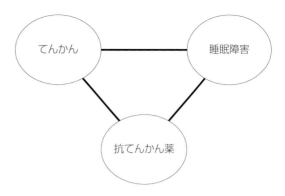

図2．睡眠障害，てんかん，抗てんかん薬の相互関係

低用量で追加投与する限り，自覚的睡眠に対して悪影響をもたらすことはなく，むしろPERの発作抑制作用により，自覚的睡眠と睡眠構造が改善される可能性がある．

おわりに

てんかん発作は，睡眠中・覚醒中にかかわらず，いつ起こっても夜間の睡眠障害をもたらし得る．一方，睡眠障害はてんかん発作に対して促進的に働く．このように，てんかんと睡眠障害には，相互促進的関連性が存在する．一方，抗てんかん薬は，てんかん発作を抑制することにより睡眠障害を改善し得るが，その種類・用量によっては睡眠障害（不眠や日中の眠気）をもたらすことがある．したがって，てんかん診療においては，てんかん，睡眠障害，抗てんかん薬という3者の関連性を念頭に置くべきである（図2）．

PERは，その発作抑制作用により，自覚的睡眠と睡眠構造を改善させる可能性がある．本剤が直接的に睡眠に作用するかどうかは，今後の研究課題である．

（千葉　茂）

文　献

1）千葉茂：序文．睡眠とてんかん　その密接な関連性．千葉茂編，ライフ・サイエンス，東京，iii-iv，2015

2) Wilson JV, Reynolds EH : Texts and documents. Translation and analysis of a cuneiform text forming part of a Babylonian treatise on epilepsy. *Med Hist* **34** : 185-198, 1990
3) 千葉茂:てんかん. 標準精神医学 第5版, 野村総一郎, 樋口輝彦, 尾崎紀夫ほか編集. 医学書院, 東京, 2012, pp.431-449
4) 千葉茂:睡眠関連てんかん. 睡眠医療 **11** : 265-270, 2017
5) American Academy of Sleep Medicine : International Classification of Sleep Disorders, 3rd ed. AMERICAN ACADEMY OF SLEEP MED, 2014
6) 千葉茂, 吉澤門土:てんかんが睡眠に及ぼす影響. 睡眠とてんかん その密接な関連性, 千葉茂編, ライフ・サイエンス, 東京, pp.53-61, 2015
7) 千葉茂:てんかんと睡眠. *CLINICIAN* **649** : 644-651, 2016
8) 吉澤門土, 千葉茂:てんかん患者における睡眠障害. 総合病院精神医学 **26** : 48-57, 2014
9) Parrino L, De Paolis F, Milioli G *et al* : Distinctive polysomnographic traits in nocturnal frontal lobe epilepsy. *Epilepsia* **53** : 1178-1184, 2012
10) De Paolis F, Colizzi E, Milioli G *et al* : Effects of antiepileptic treatment on sleep and seizures in nocturnal frontal lobe epilepsy. *Sleep Med* **14** : 597-604, 2013
11) 睡眠障害診療ガイド. 日本睡眠学会認定委員会, 睡眠障害診療ガイド・ワーキンググループ監修. 文光堂, 東京, 2011, p.100
12) 千葉茂:「Sleep Epileptology(睡眠てんかん学)」の提唱. てんかん研究 **34** : 601-602, 2017
13) 花田敬久:新規 AMPA 型グルタミン酸拮抗薬ペランパネル. 脳21 **16** : 322-328, 2013
14) Toledo M, Gonzales-Cuevas M, Miró-Lladó J *et al* : Sleep quality and daytime sleepiness in patients treated with adjunctive perampanel for focal seizures. *Epilepsy Behav* **63** : 57-62, 2016
15) 田村義之, 千葉茂:てんかん治療が睡眠に及ぼす影響. 睡眠とてんかん その密接な関連性, 千葉茂編, ライフ・サイエンス, 東京, 2015, pp.62-72

9. てんかんの薬物療法における アドヒアランスと QOL 〜ペランパネルを利用する

はじめに

「そもそも万能な抗てんかん薬は存在しない」ということが，てんかんの薬物療法を難しくしている要素である．小児期に発症する一部の良性な年齢依存性てんかんを除いた一般的成人てんかん治療の目標は，薬物治療の終結ではなく，発作抑制・副作用が（ほとんど）ないような抗てんかん薬を，単独あるいは組み合わせで探し当てることにある．確かに，良性の経過をたどることが予測できるてんかんであれば，「2年間内服して発作がみられなければ，その後は減薬＝いずれ治療の集結」という一種の都市伝説のような図式が成立し得る．しかし，ことに成人発症てんかんでは，そこまで良性なてんかんは，高齢発症てんかんを除き，ほとんど存在しない．新規抗てんかん薬が次々に上市された今日でも，抗てんかん薬の発作抑制効果は70％程度であるが，患者側からも，やはり効く薬は70％程度であると実感されているかもしれない．

薬剤が効かないという実感は，患者本人の自発的服薬行動（服薬アドヒアランス）をも阻害し得る．服薬アドヒアランスが不良となる要因は様々であるが，医療者側が患者の服薬アドヒアランスを意識しないと，ますます患者は「効かないから飲まない」という悪循環に陥りかねない．てんかん治療を実践する臨床医にとって，服薬アドヒアランスの確保は重要な患者指導のポイントであるといえる．

1 自発的服薬遵守行動

服薬コンプライアンスとは，患者が医療者の決定に従い服薬遵守することであり，一方で服薬アドヒアランスとは，患者が時には積極的に自己の治療方針の決定にまで参画する自発的服薬行動であると，考えを整理したい．てんかん患者の約7割は，適切な薬物治療をおこなうことで発作抑制が得られる．残りの3割には，外科治療が奏功する者も数多く含まれてはいるものの，服薬アドヒアランス不良群において，薬物治療のつぎの選択肢が外科治療であるとまではいえない[1]．さらに，服薬アドヒアランスの不良による「見かけの難治てんかん」の存在も無視できない[2]．少なくとも日常のてんかん診療において「発作があった，では投薬量を増やしましょう」と短絡的に結論するのは，明確な誤りであるといえる．

2 てんかんと服薬コンプライアンス評価

服薬アドヒアランスの数値的な評価は困難であるため，服薬コンプライアンス測定で置き換えることが多い．服薬コンプライアンス測定値は，測

定方法により，また疾患により，若干の差異がある[3]．Morisky法[4]は高血圧治療の服薬アドヒアランス評価で最初に用いられた指標であるが，本法を評価に加えた研究[5]によれば，「抗てんかん薬は有用だ」と思っている患者では服薬アドヒアランスは良好であり，一方で「抗てんかん薬は有害だ・心配だ」と思っている患者では服薬アドヒアランスは不良である，と示されている．他疾患（AIDS）の検討[6]において，自己評価法は有用であり，自動服薬記録瓶［medication event monitoring system（MEMS）bottle］とほぼ同等の有用性があることも示されている（MEMS bottleは，薬瓶で処方する米国では有用なコンプライアンス測定ツールであるが，PTP包装シートで処方する日本では馴染みにくいと思われる）．成人てんかん対象のアンケート調査によれば，「抗てんかん薬は重要事項でないと考えている」・ティーンエイジャーや非高齢者（60歳以下）・単剤療法，などでアドヒアランスが不良であった[7]．さらにこの研究では，「医師と話しやすいか？」「定期的に受診しているか？」「てんかんによるスティグマを感じているか？」などがアドヒアランスの関連因子であると示されている．また，総投薬量に対する実服薬量の割合（medication possession ratio：MPR）[8]も，多く用いられる指標であり，MPR≧0.8を服薬アドヒアランス良好とする場合が多いが，疾患によりMPR≧0.8の患者の割合には差異がある[8]．良好群であるMPR≧0.8の患者の割合の一例を示すと，高血圧では72.3%，高尿酸血症では36.8%，けいれん性疾患（この群に一定の割合でてんかん患者が含まれると読み替えたい）では60.8%であった[8]．さらに，抗てんかん薬の個別の服薬アドヒアランスもMPRで検証されている[9]．抑うつ状態は，てんかん患者のMPRに有意差をもたらしており，抑うつを伴う集団ではアドヒアランスは低下する[10]．

3　発作リスクと服薬回数

服薬コンプライアンスの評価方法は研究ごとに異なっているため直接比較はできないが，年齢階層ごとに検証がおこなわれた研究によれば，小児てんかん患者においては，保護者が服薬にかかわる場合が多いものの，MEMS bottleを用いた検証により服薬開始1ヵ月の服薬遵守は79.4%であることが示された[11]．また，小児てんかん患者における治療開始6ヵ月間のアドヒアランス不良群では，良好群にくらべ長期発作コントロールが良くない[12]．一方，65歳以上の高齢てんかん患者のMPR≧0.8（良好群）の割合は59%[13]であり，アドヒアランス不良群では，てんかん発作による入院が良好群にくらべ有意に多かった[13]．

また，服薬回数の多さや薬物治療の複雑さは，服薬アドヒアランスに影響を与える重要因子であるといえる．成人てんかん患者では，投与回数が増えるほど服薬アドヒアランスが低下するとされている[14]．さらに，投与回数が増えるとアドヒアランスが低下することは，他の慢性疾患でもシステマティックレビューにより示されている[15]．また，抗てんかん薬治療複雑度指数（epilepsy medication and treatment complexity index：EMTCI）[16]による検討もなされている．投薬状況・投与頻度・特別指示（同じ日に異なった用量を服用する，他の薬剤とは別の時間に服用するなど）・投与行為（錠剤を分割するなど）をそれぞれ点数化したところ，3年の観察期間で，てんかん患者はEMTCIが複雑なほど，過去1年以内のてんかんによる入院・発作・活動制限などが多く，法的運転可能になることが少ないことが示された[17]．さらに，カルシウム拮抗薬・スタチン・ワルファリン・リスペリドンなどを内服している高齢てんかん患者においては，酵素誘導抗てんかん薬の併用の問題も指摘されている[18]．以上，てんかん治療における処方は，単純なほうが良いことがわかる．

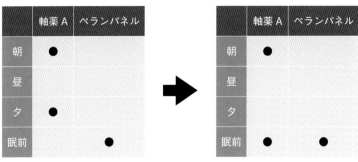

図 1．処方提案 1
ペランパネルを軸薬 A に追加しても，軸薬 A の夕分処方分を眠前に変更することにより，1 日 2 回処方にすることができる．レベチラセタム・カルバマゼピンなどが該当する．

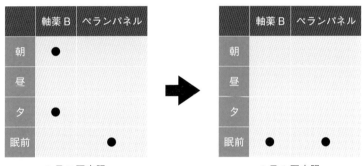

図 2．処方提案 2
ペランパネルを軸薬 B に追加し，かつ軸薬 B を眠前 1 回処方に変更することで，1 日 1 回処方が実現する．バルプロ酸徐放剤・ラモトリギン・ゾニサミドなどが該当する．

4　服薬アドヒアランス確保にペランパネルを利用する

　現時点では，ペランパネル(PER)内服は「眠前1回内服，併用のみ」である．軸薬となる抗てんかん薬が1日2回処方(朝，夕)である場合，そのまま眠前1回を追加すると，1日3回処方(朝，夕，眠前)でEMTCIが高くなり，服薬アドヒアランスの低下を招くことになる．そこで，①夕処方分を眠前処方に移動させる(**図1．**処方提案1：1日2回朝・眠前処方)，②朝・夕処方分とも眠前処方に移動させる(**図2．**処方提案2：1日1回眠前処方)．このような工夫により，服薬アドヒアランスを確保したアドオン処方が可能である．

5　症例呈示

　処方調整により服薬アドヒアランスが改善し，発作抑制が得られた症例を**図3**に示す．1日2回処方で当初発作コントロールが得られていたが，再び発作がみられるようになった．毎回，母親とともに来院しているが，母親が残薬をカウントしたところ服薬コンプライアンスの低下が明らかとなり，受診時に相談があった．服薬実感を本人に

```
AED-A  X mg(朝・眠前)＋PER 4 mg(眠前)

発作ある(2 回/3 ヵ月)
イライラする
死にたいと考えるようになった

お薬, 飲んでない？
```

↓

```
LTG 75 mg(眠前)＋PER 6 mg(眠前)

発作なし
'気分良くなりました'

'お薬, 自分で飲めてます'
```

図 3. 18 歳女性 側頭葉てんかん症例
処方回数逓減と精神症状被疑薬の変更により服薬アドヒアランスが確保され，発作抑制に至った症例．
AED-A：ある抗てんかん薬 A，PER：ペランパネル，LTG：ラモトリギン

尋ねると，ある抗てんかん薬 A(AED-A)よりも PER のほうが効果実感が高評価であったところから，PER は維持するものと判定して投薬調整をおこなった．本症例では随時カウンセリング的な診察を心がけながら，①うつ状態による服薬アドヒアランスの低下，②うつを引き起こす被疑薬中止・軸薬変更，③うつの改善による服薬アドヒアランスの確保，④処方回数の逓減によるアドヒアランスの確保，などの経過により，最終的に薬剤調整が成功したと考えられる．本症例では，うつ状態からの脱却において PER の減量が不要であったことにも注目したい．

おわりに

てんかん治療では，服薬アドヒアランス確保と薬剤・外科治療による治療効果のバランスをつねに念頭におかなければならない．てんかん患者におけるMPR≧0.8の割合は約60％[8)9)]であるが，てんかんの場合，1回の服薬忘れが発作につながることがある．一般的な服薬アドヒアランス良好群(MPR≧0.8)の患者全てにおいて，てんかん治療のアドヒアランスが良好であれば治療が成功していると評価できるわけではない．これまでの検証方法では時間分解能が十分でなく，服薬不履行と発作の因果関係の解明につなげることには限界が

あり，個別検証以外による証明は難しい．しかし，てんかん患者の服薬アドヒアランスへの介入は，てんかん治療の成績向上と効果的な大規模医療費削減をもたらすものと期待される．服薬アドヒアランスは背景文化や疾患によって異なる．てんかん患者の服薬アドヒアランスの実態が日本においてどのような状況下にあるのか，今後の疫学調査等に組み込まれる必要がある．

（太組一朗）

文　献

1) Steinhoff BJ, Staack AM：Is there a place for surgical treatment of nonpharmacoresistant epilepsy? *Epilepsy Behav*, 2018
2) 太組一朗，浦裕之，渡辺雅子：総合病院におけるてんかん診療の課題　外科治療・新規抗てんかん薬・キャリーオーバー．臨床精神医学 **43**：833-839, 2014
3) van den Boogaard JJ, Lyimo RA, Boeree MJ *et al*：Electronic monitoring of treatment adherence and validation of alternative adherence measures in tuberculosis patients：a pilot study. *Bull World Health Organ* **89**：632-639, 2011
4) Morisky DE, Green LW, Levine DM：Concurrent and predictive validity of a self-reported measure of medication adherence. *Med Care* **24**：67-74, 1986
5) Nakhutina L, Gonzalez JS, Margolis SA *et al*：Adherence to antiepileptic drugs and beliefs about medication among predominantly ethnic minority patients with epilepsy. *Epilepsy Behav* **22**：584-586, 2011
6) Lu M, Safren SA, Skolnik PR *et al*：Optimal recall period and response task for self-reported hiv medication adherence. *AIDS Behav* **12**：86-94, 2008
7) Buck D, Jacoby A, Baker GA *et al*：Factors influencing compliance with antiepileptic drug regimes. *Seizure* **6**：87-93, 1997
8) Andrade SE, Kahler KH, Frech F *et al*：Methods for evaluation of medication adherence and persistence using automated databases. *Pharmacoepidemiol Drug Saf* **15**：565-574, 2006
9) Davis KL, Candrilli SD, Edin HM：Prevalence and cost of nonadherence with antiepileptic drugs in an adult managed care population. *Epilepsia* **49**：446-454, 2008
10) Ettinger AB, Good MB, Manjunath R *et al*：The relationship of depression to antiepileptic drug adherence and quality of life in epilepsy. *Epilepsy Behav* **36**：138-143, 2014
11) Modi AC, Morita DA, Glauser TA：One-month adherence in children with new-onset epilepsy：White-coat compliance does not occur. *Pediatrics* **121**：e961-e966, 2008
12) Modi AC, Rausch JR, Glauser TA：Early pediatric antiepileptic drug nonadherence is related to lower long-term seizure freedom. *Neurology* **82**：671-673, 2014
13) Ettinger AB, Manjunath R, Candrilli SD *et al*：Prevalence and cost of nonadherence to antiepileptic drugs in elderly patients with epilepsy. *Epilepsy Behav* **14**：324-329, 2009
14) Cramer JA, Mattson RH, Prevey ML *et al*：How often is medication taken as prescribed? A novel assessment technique. *JAMA* **261**：3273-3277, 1989
15) Claxton AJ, Cramer J, Pierce C：A systematic review of the associations between dose regimens and medication compliance. *Clin Ther* **23**：1296-1310, 2001
16) DiIorio C, Yeager K, Shafer PO *et al*：The epilepsy medication and treatment complexity index：Reliability and validity testing. *J Neurosc Nurs* **35**：155-162, 2003
17) Yeager KA, Diiorio C, Shafer PO *et al*：The complexity of treatments for persons with epilepsy. *Epilepsy Behav* **7**：679-686, 2005
18) Bruun E, Virta LJ, Kälviäinen R *et al*：Co-morbidity and clinically significant interactions between antiepileptic drugs and other drugs in elderly patients with newly diagnosed epilepsy. *Epilepsy Behav* **73**：71-76, 2017

索 引

―――― 和 文 ――――

あ行

内向き整流性カリウム(Kir)チャネル　13
ウンフェルリヒト・ルントボルク病　45
易刺激性　45

か行

ガイドライン　36, 43
海馬スライス　31, 68
学習障害　43
覚醒てんかん　73
グルタミン酸　22, 62
グルタミン酸受容体　22, 63
傾眠　50
血液脳関門　69
抗NMDA受容体脳炎　40, 58, 68
膠芽腫　64
抗けいれんプロファイル　32
攻撃性　45, 50, 60
構造異常　45
酵素誘導薬　48
抗てんかん薬治療複雑度指数(EMTCI)　80
行動障害　43
合理的多剤併用療法　57, 65
ゴーシェ病　45
コカイン中毒　26
国際抗てんかん連盟(ILAE)　36

さ行

最大電撃けいれん(MES)　28, 32
作用機序　48
歯状核赤核淡蒼球ルイ体萎縮症(DRPLA)　45, 49
視床下部過誤腫　21, 70
自動車運転免許　40
自動服薬記録瓶　80
自閉　43
周産期脳障害　45
常染色体優性外側側頭葉てんかん　14
常染色体優性夜間前頭葉てんかん　14
小児　42
神経膠腫　62
神経皮膚症候群　42
睡眠　73
睡眠時てんかん放電重積状態(ESES)　43
睡眠障害　73
睡眠てんかん　73
睡眠日誌　75
精神症状　45, 51, 58
素因性てんかん熱性けいれんプラス(GEFS＋)　10
総投薬量に対する実服薬量の割合(MPR)　80

た行

単一遺伝子異常症　42
知的障害　43
中心・側頭部棘波を伴う小児てんかん　43
電位依存性 K^+ チャネル　12
電位依存性 Ca^{2+} チャネル　13

電位依存性 Na$^+$チャネル　10
てんかん関連突然死（SUDEP）　43
てんかん重積状態　39
てんかん性脳症　43

な行

ニコチン性アセチルコリン（nACh）受容体　13
妊娠　39
脳炎後てんかん　67
脳形成異常　42
脳腫瘍関連てんかん　62
脳波異常　42

は行

胚芽異形成性神経上皮腫瘍（DNT）　62
発達　42
半減期　48
汎発性てんかん　73
皮質過敏性　45
ビデオ脳波モニタリング検査　55
ヒプスアリスミア　43
非ヘルペス性急性辺縁系脳炎　68
副作用　50
浮動性めまい　50
ペンチレンテトラゾール誘発性けいれん（PTZ）　32
併存症　43
翻訳後修飾　68

や行

有効性　48

ら行

良性家族性新生児けいれん　12
ローランドてんかん　43

索 引

━━━ 欧 文 ━━━

A

AMPA 型受容体　17, 22

B

benign familial neonatal convulsion(BFNC)　12
blood-brain barrier(BBB)　30

D

Dysembryoplastic neuroepithelial tumor(DNT)　62

E

Electrical Status Epilepticus during Sleep (ESES)　43
epilepsy medication and treatment complexity index(EMTCI)　80
ESAT(Epilepsy, Ataxia, Sensorineural deafness, and Tubulopathy)症候群　13
excitatory postsynaptic current(EPSC)　30

F

field excitatory postsynaptic potentials(fEPSPs)　30

G

GABA$_A$ 受容体　13
Ganglioglioma　62
Grading of Recommendations Assessment, Development and Evaluation(GRADE)　40
generalized epilepsy with febrile seizures plus (GEFS+)　10
Genetic absence epilepsy rats from Strasbourg (GAERS)　32
Granzyme B　68
GluA2　18

H

Hippocrates　73

I

IL-1β　68
International League Against Epilepsy(ILAE)　36

L

LGI1(*Leucine-rich glioma-inactivated 1*)　14

M

medication event monitoring system(MEMS) bottle　80
medication possession ratio(MPR)　80
monocyte chemotactic protein-1(MCP-1)　68

N

NMDA 型受容体　17, 22
NREM 睡眠　74

REM 睡眠　74

SeSAME(Seizures, Sensorineural deafness, Ataxia, Mental retardation, and Electrolyte imbalance)症候群　13

Sudden Unexpected Death in Epilepsy Patient (SUDEP)　43

TARP　20
TNF-α　68

Unverricht-Lundborg病　49
use-dependency　31

Video-Polysomnography(V-PSG)　74

本書に登場する抗てんかん薬の略号一覧(五十音順)

一般名	英語名	略号
エトスクシミド	ethosuximide	ESM
オクスカルバゼピン	oxcarbazepine	OXC
ガバペンチン	gabapentin	GBP
カルバマゼピン	carbamazepine	CBZ
クロナゼパム	clonazepam	CZP
クロバザム	clobazam	CLB
ジアゼパム	diazepam	DZP
臭化カリウム	potassium bromide	KBr
スチリペントール	stiripentol	STP
スルチアム	sultiame	ST
ゾニサミド	zonisamide	ZNS
トピラマート	topiramate	TPM
バルプロ酸	valproate	VPA
ビガバトリン	vigabatrin	VGB
フェニトイン	phenytoin	PHT
フェノバルビタール	phenobarbital	PB
ペランパネル	perampanel	PER
ラコサミド	lacosamide	LCM
ラモトリギン	lamotrigine	LTG
ルフィナミド	rufinamide	RFN
レベチラセタム	levetiracetam	LEV

ペランパネルによるてんかん治療のストラテジー

2019年1月10日　第1版第1刷発行Ⓒ　　　　　　　　定価（本体4,800円＋税）

編集者●加藤　天美
　　　　　（かとう　あまみ）

発行者●鯨岡　哲

発行所　株式会社　先端医学社
〒103-0007　東京都中央区日本橋浜町2-17-8
　　　　　　浜町平和ビル
電　話　（03）3667-5656（代）
FAX　（03）3667-5657
振　替　00190-0-703930
http://www.sentan.com
E-mail:book@sentan.com
印刷所/三報社印刷株式会社

乱丁・落丁の場合はお取替いたします．　　　　　　　　　　Printed in Japan

- 本書に掲載する著作物の複製権・翻訳権・上映権・譲渡権・公衆送信権
（送信可能化権も含む）は，株式会社先端医学社が保有します．
- JCOPY　<㈳出版者著作権管理機構　委託出版物>
本書の無断複写は著作権法上での例外を除き禁じられています．複写される
場合は，そのつど事前に，㈳出版者著作権管理機構（電話 03-5244-5088，
FAX 03-5244-5089, e-mail: info@jcopy.or.jp）の許諾を得てください．

ISBN978-4-86550-377-7　C3047　￥4800E